Christina Hinderlich

Hebammenkompendium
Anthroposophische Heilmittel

Die Autorin

Christina Hinderlich, Jahrgang 1971, lebt mit ihren drei Kindern in der Nähe von Stuttgart. Sie war fünfzehn Jahre lang am Gemeinschaftskrankenhaus Herdecke als Hebamme im Kreißsaal sowie auf der geburtshilflichen Station tätig. Gut zehn Jahre lang arbeitete sie außerdem in der Schwangerenvorsorge und Wochenbettnachsorge. Anschließend absolvierte sie ein Studium zur Pflegewissenschaftlerin und ist seit 2006 unter anderem als freie Referentin mit dem Schwerpunkt Anthroposophische Medizin tätig.

Wichtiger Hinweis

Sämtliche Angaben und Empfehlungen in diesem Buch wurden von der Autorin sorgfältig geprüft. Die Heilmittel- und Dosierungsempfehlungen spiegeln die Verordnungspraxis der Autorin wider. Dabei handelt es sich um eine Auswahl ohne Anspruch auf Vollständigkeit. In Einzelfällen können die Dosierungsangaben von denen in der Packungsbeilage abweichen. Für die Anwendungs- und Dosierungshinweise sowie für die Wirkung wird keine Gewähr übernommen. Die Nennung von Handelsnamen oder Warenbezeichnungen geschieht im Rahmen der allgemeinen Pressefreiheit ohne Rücksicht auf Erzeugerinteressen; eine Werbeabsicht ist damit keinesfalls verbunden. Eine Haftung jeglicher Art vonseiten der Autorin, der Lektorin oder des Verlages ist ausgeschlossen.

Christina Hinderlich

Hebammenkompendium
Anthroposophische Heilmittel

 Mabuse-Verlag

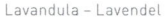
Lavandula – Lavendel

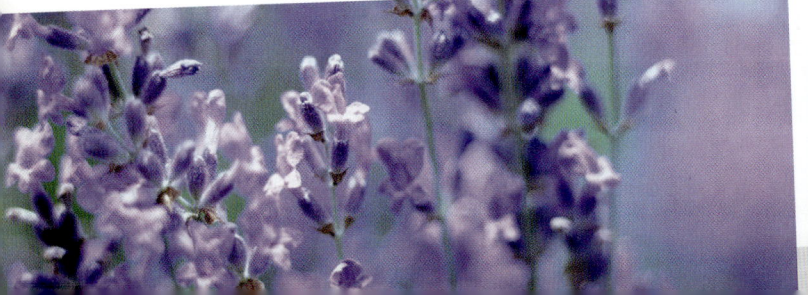

Des Menschen Seele

Gleicht dem Wasser:

Vom Himmel kommt es,

Zum Himmel steigt es,

Und wieder nieder

Zur Erde muß es,

Ewig wechselnd.

aus „Gesang der Geister über den Wassern"
von Johann Wolfgang von Goethe

Einleitung	009
Darreichungsformen, Wirkungsweise und Anwendungsdauer	012

Heilmittel in der Schwangerschaft 016

Heilmittel unter der Geburt 060

Heilmittel im Wochenbett 090

Heilmittel in der Stillzeit 106

Inhalt

Heilmittel für das Neugeborene 118

Anthroposophische Medizin 134

Besonderheiten für die Schweiz 144

Anhang 160

Register 162

Notizen 166

Impressum 172

Bildnachweis 173

Einleitung

Liebe Kolleginnen,
liebe Leserinnen und Leser,

es ist mir eine Freude und ein Anliegen, mit diesem Buch meine Erfahrungen in der Anwendung anthroposophischer Arzneimittel an Sie weiterzugeben. Ich habe sie während langjähriger Tätigkeit als Hebamme im Kreißsaal und auf der geburtshilflichen Station des Gemeinschaftskrankenhauses Herdecke sowie meiner freiberuflichen Tätigkeit als Hebamme in der Vor- und Nachsorge erworben.

Welches anthroposophische Arzneimittel hilft bei ganz bestimmten Beschwerden, welche Anwendung wird der individuellen Situation einer begleiteten Frau gerecht?
Wir Hebammen haben ein umfassendes Wissen und gleichzeitig die Bereitschaft, dieses Wissen ständig zu erweitern. Im vorliegeden Hebammenkompendium steht im Vordergrund, was einen Teil Ihrer täglichen Arbeit ausmacht: die Anwendung von lindernden und heilenden Mitteln. Direkt vor Ort können Sie in diesem Handbuch einfach und schnell nachschlagen, welches Arzneimittel aus dem

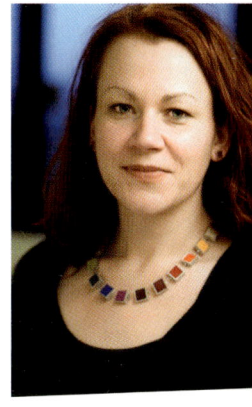

Christina Hinderlich

Sortiment der Anthroposophischen Medizin die Beschwerden Ihrer Patientinnen natürlich und möglichst rasch positiv beeinflusst. Wenn Sie gerne mehr wissen möchten: Eine kurze Einführung in die Anthroposophische Medizin bringt Ihnen am Ende des Buches deren Besonderheiten näher.

In den letzten Jahren hatte ich zahlreiche Kontakte zu Hebammen, Ärztinnen und Ärzten mit großem Interesse an der Anthroposophischen Medizin in der Begleitung von Schwangerschaft, Geburt und Wochenbett. Dabei fiel mir auf, wie viele Anwendungsgebiete aus dem Arzneimittelschatz dieser besonderen Therapierichtung noch wenig bekannt sind. In diesem Buch möchte ich Ihnen neue Möglichkeiten vorstellen, Sie mit Arzneimitteln und Therapien vertraut machen, die Sie nach ersten Erfahrungen bestimmt nicht mehr missen wollen. Nehmen Sie sich Zeit, gehen Sie Schritt für Schritt vor, bis Sie Sicherheit mit dem Neuen gewonnen haben. Auch anfängliche Unsicherheiten möchte ich mit dem Hebammenkompendium gerne klären helfen.

Auf eine Einführung zu den jeweiligen Beschwerdebildern wie auch auf eine Beratung zu ergänzenden Maßnahmen (zum Beispiel Körperarbeit) habe ich bewusst verzichtet. Literatur, die Ursache und Entstehung von Beschwerden sowie andere Behandlungsweisen beschreibt, steht in reichhaltigem Angebot zur Verfügung.

Ein besonderer Dank geht an alle Hebammenkolleginnen, Ärztinnen und Ärzte im Gemeinschaftskrankenhaus Herdecke, mit denen ich fünfzehn Jahre lang dort gemeinsam arbeiten durfte. In diesem Team versierter, umsichtiger und liebevoller Menschen konnte ich über die Jahre erfahren, wie gut es ist, Mutter und Kind in unseren Berufen Vertrauen entgegenzubringen. Dieses Vertrauen bildet die Grundlage für den gesunden Verlauf von Schwangerschaft, Geburt und Wochenbett. Denn all unsere Handlungen in diesem Zusammenhang können nur dann ihre optimale Wirkung zeigen, wenn wir den Menschen und der Natur, mit der wir heilen möchten, wirklich vertrauen.

In diesem Sinne wünsche ich Ihnen und den von Ihnen betreuten Frauen und Familien alles Gute.

Ihre Christina Hinderlich

Darreichungsformen, Wirkungsweise und Anwendungsdauer

Meinen Empfehlungen der hier beschriebenen Mittel liegen persönliche Erfahrungen zugrunde. Diese Empfehlungen stimmen nicht immer mit den Anwendungs- und Dosierungsempfehlungen der Hersteller überein. Auch hat jede Art von Beschwerde einen ganz bestimmten Hintergrund. Er kann, wie ich sehr oft erlebt habe, bei vielen Frauen ähnlich sein – so erlaube ich mir, allgemeine Empfehlungen auszusprechen. Bei den beschriebenen Anwendungen habe ich während meiner Tätigkeit keinerlei negative Erfahrungen gemacht. Sollte es zu Nebenwirkungen kommen können, so habe ich mir bekannte Möglichkeiten beschrieben.

Arzneimittelauswahl

Sie finden unter vielen Stichpunkten mehrere Arzneimittelvorschläge für ein und dieselbe Indikation. Im Allgemeinen sollte zunächst immer nur eines dieser Mittel angewendet werden. Ist es sinnvoll, mehrere sich ergänzende Mittel zu verabreichen, so ist dies beschrieben.

Alkoholgehalt

Bei einigen Arzneimitteln handelt es sich um alkoholische Pflanzenauszüge. Die Anwendung in Schwangerschaft und Stillzeit empfehlen die Hersteller aus diesem Grund oft nicht. Allerdings ist die Alkoholkonzentration in der Regel vergleichbar mit dem Alkoholgehalt, der im Organismus zum Beispiel nach dem Verzehr von Vollkornbrot oder naturtrübem Apfelsaft durch den Gärungsprozess entsteht.

Subkutane Injektionen

Die Verabreichung eines Arzneimittels in Form einer subkutanen Injektion ist eine in der Anthroposophischen Medizin häufige Anwendungsweise. Dabei entsteht ein Depot des Arzneimittels im Körper. Durch die feine Durchblutung der Haut kann es nach und nach vom Organismus aufgenommen und verarbeitet werden. Die Folge ist eine wesentlich potentere Wirkung der Substanzen. Ist eine Injektion nicht möglich, kann das Arzneimittel selbstverständlich auf eine andere Art verabreicht werden.

Trinkampullen

Die Hersteller Wala und Weleda legten den Packungen mit 1-ml-Ampullen früher kleine Trinkhalme bei. Änderungen im Arzneimittelgesetz ermöglichen diese Beilage mittlerweile nicht mehr. Die Zusammensetzung der Ampulleninhalte ist hingegen gleich geblieben, und so können sie gefahrlos auch oral verabreicht werden, sollte eine Injektion nicht möglich sein.

Bäder

Der Einsatz von Badeessenzen als Teil- oder Vollbad ist wohltuend und wirkungsvoll. Die wertvollen ätherischen Öle bleiben optimal erhalten und wirksam, wenn grundsätzlich zuerst das Wasser vollständig eingelassen wird, bevor die Badeessenz darin verteilt wird.

Dauer der Anwendungen

Die Wirkungsweise anthroposophischer Arzneimittel ist in Schwangerschaft und Wochenbett häufig schon nach ein paar Stunden, spätestens nach einem Tag zu bemerken. Die Anwendung sollte so lange erfolgen, bis die Frau beschwerdefrei ist oder aber das Mittel von sich aus absetzen möchte. Manchmal möchte sie es jedoch über längere Zeit nehmen, auch wenn die Beschwerden längst verschwunden sind. Das ist in Ordnung und zu respektieren, solange sie spürt, dass es ihr guttut.

Unter der Geburt ist eine Arzneimittelwirkung nach gut 30 Minuten zu erkennen. Je nach Geburtsphase kann ein Arzneimittel im entsprechend beschriebenen Zeitintervall problemlos auch mehrmals nacheinander gegeben werden. Manchmal wirkt jedoch eine einzige Gabe bereits gut, dafür kann eventuell nach einiger Zeit ein anderes Mittel notwendig werden.

Geben Sie sich Zeit, bis Sie Sicherheit mit jeweils einem dieser für Sie neuen Arzneimittel gewonnen haben.
Sie werden es garantiert nicht mehr missen wollen!

Anmerkung:

Diese Buch wurde für Hebammen und angrenzende Fachkreise geschrieben.

Aus diesem Grund finden sich in diesem Buch die in der Behandlung üblichen Fachbegriffe.

Abrechnung mit den Krankenversicherungen

Zum großen Teil sind in diesem Kompendium apothekenpflichtige Arzneimittel genannt. Sie können nach dem aktuellen Vertrag über die Versorgung mit Hebammenhilfe nach § 134 SGB V (Anlage 1, § 2, Abs. 6) zusätzlich zu den Pauschalen für den Materialbedarf berechnet werden, sofern die beschriebene Wirkung und Anwendung in den Tätigkeitsbereich der Hebammenhilfe fallen.

Heilmittel

In diesem Buch habe ich an bestimmten Stellen bewusst den Begriff Heilmittel anstelle von Arzneimittel gewählt. Das Wort Heilmittel drückt für mich deutlicher den Bezug zwischen dem unterstützenden Bedarf des Menschen und den entsprechenden Heilsubstanzen aus.

Bezugsquellen

Die in diesem Buch erwähnten Präparate sind in jeder Apotheke in Deutschland erhältlich. Eine Ausnahme bilden die mit "Apotheke an der Weleda" gekennzeichneten Präparate. Für diese ist mir derzeit als einzige Bezugsquelle bekannt:

Apotheke an der Weleda

Möhlerstraße 1 | 73525 Schwäbisch Gmünd

Telefon: 07171 / 874 44-0 | www.apotheke-weleda.de

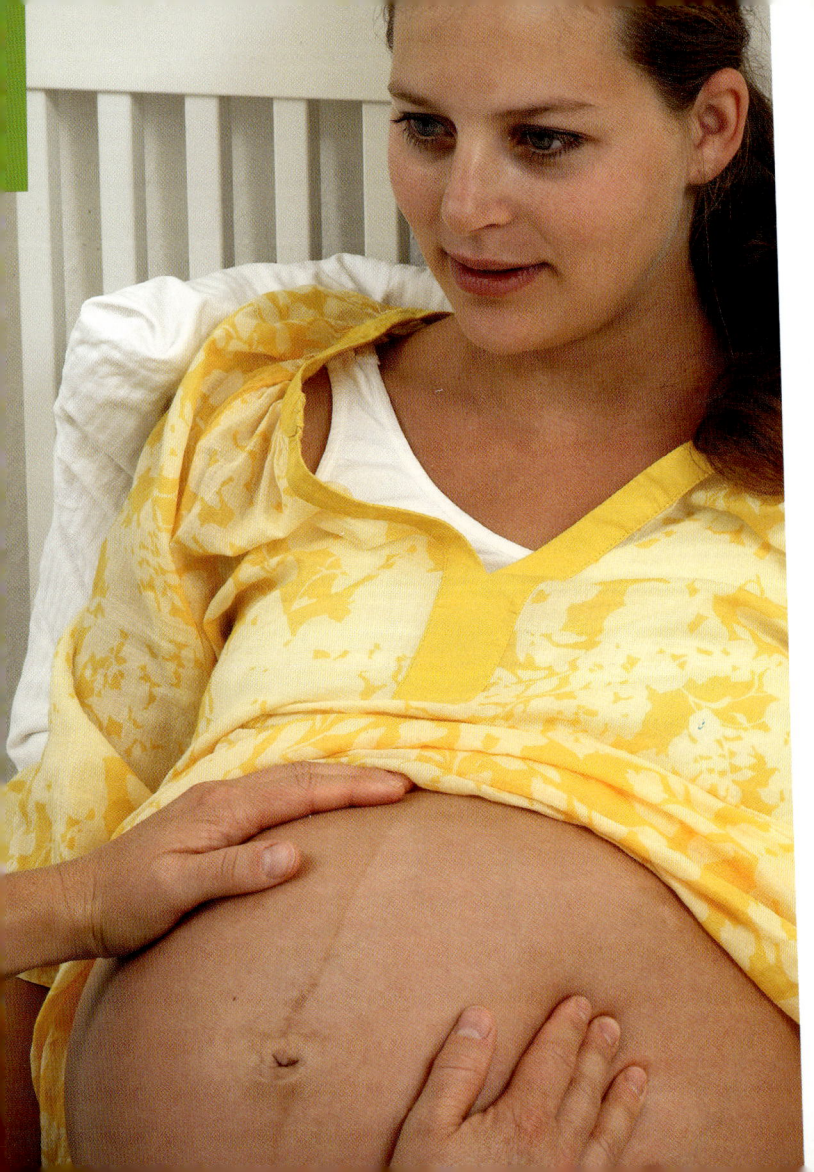

Heilmittel in der Schwangerschaft

Anämie

Anregung des Eisenstoffwechsels
Ferrum ustum comp., Pulver (Weleda)
3-mal täglich 1 Messerspitze

Anregung der Eisenverwertung
Anaemodoron®, Dilution (Weleda)
3-mal täglich 20 Tropfen vor dem Essen

Ausgeprägte Anämie,
Anämie mit einhergehenden Kopfschmerzen
Ferrum-Quarz-Kapseln, Hartkapseln (Weleda)
3-mal täglich 1 Kapsel nach dem Essen

Latente Anämie, allgemeine Schwäche,
Kreislaufregulationsstörung mit niedrigem Blutdruck
Levico D3, Flüssige Verdünnung (Weleda)
3-mal täglich 10 Tropfen verdünnt mit Wasser

Fragaria vesca – Walderdbeere

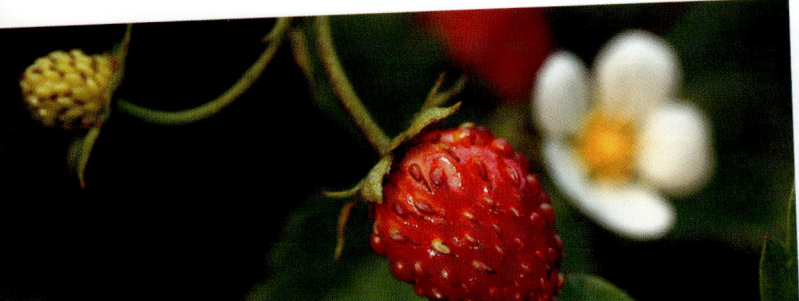

Die Behandlung der Anämie auf Basis der Anthroposophischen Medizin besteht nicht in der Substitution von Eisen, sondern in der Anregung des körpereigenen Eisenstoffwechsels. Die optimale Wirkung bei der Behandlung von Anämie gelingt meiner Erfahrung nach sehr gut mit der Kombination von Ferrum ustum comp. und Anaemodoron®. Muss eine Frau Eisensubstitutionspräparate einnehmen und das Blutbild verbessert sich nur schleichend oder gar nicht, empfehle ich eine zusätzliche Einnahme von Anaemodoron®, 3-mal täglich.

Eisen kann nur zusammen mit Vitamin C optimal aufgenommen und im Körper verwertet werden. Besonders lecker gelingt dies mit natürlichen Vitamin-C-Lieferanten wie Sanddorn und Schlehe. Daher zusätzlich zu den oben genannten Heilmitteln einnehmen:

Sanddorn-Ursaft (Weleda)/Schlehen-Ursaft (Weleda)
3-mal täglich 1 Teelöffel
oder
Sanddorn-Elixier (Weleda)/Schlehen-Elixier (Weleda)
3-mal täglich 1 Esslöffel

Ängste
(siehe Nervosität S. 046)

Ausfluss (siehe Fluor vaginalis S. 027)

Bauchdeckenschmerzen

Frauen, die über Bauchdeckenschmerzen klagen, haben sehr häufig eine überaus hohe Sensibilität für die körperlichen Veränderungen in der Schwangerschaft. Neben der Linderung der Symptome durch die Gabe eines Heilmittels kommt es oft zu einer erstaunlichen Besserung, wenn man mit wirklicher Zugewandtheit auf die Empfindsamkeit eingeht. Näheres hierzu im Abschnitt Überwachheit (S. 052).

Allgemeine Neigung zu Krämpfen
Magnesium phosphoricum D6, Verreibung (Weleda)
3-mal täglich 1 Messerspitze

Chamomilla Cupro culta, Radix Rh D3,
Wässrige Verdünnung (Weleda)
3-mal täglich 10 Tropfen

Oleum aethereum Melissae indicum 10%, Ölige Einreibung (Weleda)
2-mal täglich 5 bis 8 Tropfen in kreisenden Bewegungen
auf der Bauchdecke einreiben.

Schwangerschaft

Blähungen

Carum carvi, Zäpfchen (Weleda)
1- bis 2-mal täglich 1 Zäpfchen in den Mastdarm einführen.

Oleum aethereum Melissae indicum 10%, Ölige Einreibung (Weleda)
2-mal täglich 5 bis 8 Tropfen im Uhrzeigersinn
und zum linken Oberschenkel hin ausstreichend auf
der Bauchdecke einreiben.

Verdauungsschwäche mit Neigung zu Blähungen
Cichorium Stanno cultum Rh D3, Wässrige Verdünnung (Weleda)
3-mal täglich 10 bis 15 Tropfen

Lavendelöl 10%, Ölige Einreibung (Weleda)
2- bis 3-mal täglich 3 bis 5 Tropfen im Uhrzeigersinn
und zum linken Oberschenkel hin ausstreichend
auf der Bauchdecke einreiben.

Nicotiana comp., Globuli velati (Wala)
3- bis 6-mal täglich 10 Globuli unter der Zunge zergehen lassen.

Blutungen

Die Pathophysiologie der Blutungen in der Schwangerschaft ist weit gefächert. Doch oftmals sind nur Bettruhe und Geduld das Mittel der Wahl. Die Anthroposophische Medizin bietet mit Marmor D6/Stibium D6 aa ein Mittel, das den Vorgängen an Uterus und Plazenta Struktur und Heilung bietet. Die Wirkung tritt in der Regel sehr zuverlässig und schnell ein – wenn die passende Verabreichungsart (oral oder subkutane Injektionen) und Dosierung gefunden sind. Um diese herauszufinden, ist es sinnvoll, in den ersten Stunden der Therapie im engen Kontakt zu der Frau zu stehen. Ich habe oftmals beobachtet, dass die Frauen im weiteren Verlauf der Therapie sehr schnell wahrnehmen, wann die Dosierung zu erhöhen oder herabzusetzen ist.
Selbstverständlich darf eine begleitende Behandlung der werdenden Mutter mit ihren Ängsten und Unsicherheiten an dieser Stelle nicht fehlen.

Strukturgebend und gerinnungsfördernd (bspw. bei Abortneigung, Plazenta praevia, Randsinusblutungen)

Zu Hause:
Beginnen Sie mit:
Marmor D6/Stibium D6 aa, Mischung aus Verreibungen (Weleda)
3- bis 5-mal täglich bis viertelstündlich 1 Messerspitze.
Die Häufigkeit ist abhängig von der Blutungsstärke.

Schwangerschaft

**Bleibt die Blutung bestehen
oder wird sie stärker, stellen Sie um auf:**
Marmor D6/Stibium D6 aa, Flüssige Verdünnung
zur Injektion, 1 ml (Weleda)
1- bis 4-mal täglich 1 Ampulle subkutan in den
Oberschenkel injizieren.
Die Häufigkeit der Injektionen ist auch hier wieder abhängig
von der Blutungsstärke.

In der Klinik:
Marmor D6/Stibium D6 aa, Flüssige Verdünnung
zur Injektion, 10 ml (Weleda)
Infusion mit 10 Ampullen auf 900 ml Basislösung
(Ringer, Tutofusin ...) über 24 Stunden infundieren;
bei deutlicher Besserung der Blutung auf subkutane/
orale Therapie umstellen.

Angst und Vertrauensverlust in die eigene Körperlichkeit
Bryophyllum Argento cultum Rh D3, Wässrige Verdünnung (Weleda)
3-mal täglich 10 Tropfen

Dammmassage

Damm-Massageöl (Weleda)
Ab der 34. Schwangerschaftswoche

Emesis gravidarum

Ursächlich für Emesis und Hyperemesis kann die Hormonumstellung durch die Schwangerschaft sein. Manchmal haben die Beschwerden aber auch psychosomatische Gründe. Anthroposophisch betrachtet stellt eine Schwangere ihrem kleinen Ungeborenen ihren eigenen Leib als Gastgeberin wie ein Haus zur Verfügung. Wenn sie sich für den kleinen Gast öffnet, muss sie selbst sich gleichermaßen ein wenig zurückziehen. Das fällt nicht jeder Frau leicht, oft merkt sie dies jedoch gar nicht. Bei einer Therapie unter anthroposophischen Gesichtspunkten behandelt man deshalb das mütterliche Seelenempfinden ebenso sorgsam wie organisch bedingte Symptome.

Anregung der Durchblutung der Verdauungsorgane
Gentiana lutea Rh 5%, Mischung (Weleda)
3- bis 4-mal täglich 10 Tropfen im Akutfall

Herabsetzung der Selbstwahrnehmung von Organtätigkeiten
Nux vomica D6, Flüssige Verdünnung (Weleda)
1- bis 3-mal täglich 10 Tropfen im Akutfall

Gentiana lutea – Gelber Enzian

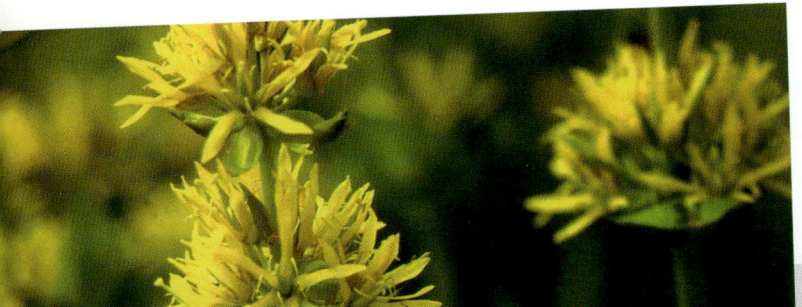

Schwangerschaft

Übelkeit und zusätzlicher Schwindel
Aurum Valeriana, Globuli velati (Wala)
1- bis 3-mal täglich 5 bis 10 Globuli im Akutfall

Übelkeit mit Brechreiz
Nux vomica comp., Mischung (Weleda)
3- bis 5-mal täglich 10 bis 15 Tropfen mit etwas Wasser

Kontinuierliche Übelkeit und allgemeine Erschöpfung
Nausyn®, Tabletten (Weleda)
Von 3-mal täglich 1 Tablette bis dreistündlich 1 Tablette
(je nach Befund)

Angst und Vertrauensverlust in die eigene Körperlichkeit
Bryophyllum Argento cultum Rh D3, Wässrige Verdünnung (Weleda)
3-mal täglich 10 Tropfen

Unruhe, Erregungszuständen und/oder Einschlafstörungen
Bryophyllum D5/Conchae D7 aa, Injektionslösung, 1 ml (Weleda)
1-mal täglich 1 Ampulle subkutan zwischen die Schulterblätter injizieren.

Ambivalenz zwischen Rückzug und Öffnen und/ oder starker Denktätigkeit
Conchae D12, Verreibung (Weleda)
2-mal täglich 1 Messerspitze

Erschöpfung

Eine allgemeine Erschöpfung in der Schwangerschaft deutet meist auf eine geschwächte körperliche Konstitution hin.

Nervöse Erschöpfung, Angst und Unruhezustände, depressive Verstimmungen (evtl. mit einhergehenden Kopfschmerzen)
Neurodoron®, Tabletten (Weleda)
3- bis 4-mal täglich 1 Tablette

Anregung des Aufbaustoffwechsels
Nervennahrung, Medizinischer Honig (Wala)
2-mal täglich 1 Teelöffel in lauwarmem Wasser

Allgemeine Schwäche, Kreislaufregulationsstörung mit niedrigem Blutdruck, latente Anämie
Levico D3, Flüssige Verdünnung (Weleda)
3-mal täglich 10 Tropfen verdünnt mit Wasser

Anregung des Lebenswillens, z.B. bei Erschöpfungszuständen
Ferrum sidereum D20, Tabletten (Weleda)
1-mal täglich 1 Tablette

Belebung des Organismus
Vier Beeren-Elixier (Weleda)
3-mal täglich 1 Teelöffel in Wasser, Tee, Joghurt …

Schwangerschaft

Rosmarin-Aktivierungsbad (Weleda)
1 Verschlusskappe auf eine Waschschüssel/Waschbecken
Hohe Armbäder/Abwaschungen (siehe S. 111)

Citrus-Erfrischungsbad (Weleda)
1 Verschlusskappe auf eine Waschschüssel/
3 Verschlusskappen auf ein Vollbad
Abwaschungen, kurze Vollbäder

Vitalisierung und Stärkung des Organismus
Sanddorn-Elixier (Weleda)
3-mal täglich 1 Teelöffel in Wasser, Tee, Joghurt ...

Fluor vaginalis

Anregung der Wärmeorganisation im kleinen Becken
Majorana/Melissa, Vaginaltabletten (Weleda)
1-mal täglich (abends) über 10 Tage – abends tief
in die Vagina einführen.

Durch die aufgelöste Tablette kommt es zu vermehrtem Ausfluss.

Frühgeburtsbestrebungen

Die Behandlung der Frühgeburtsbestrebungen kann schon in der Frühschwangerschaft beginnen. Durch eine gezielte Therapie kann das Auftreten einer vorzeitigen Wehentätigkeit meist verhindert werden. Jetzt ist eine vertrauensvolle, warmherzige und intensive Betreuung der Schwangeren besonders wichtig. Die Behandlungsdauer variiert von Frau zu Frau und steht immer im engen Zusammenhang mit dem subjektiven Befinden und dem Gefühl einer eintretenden Besserung.

Subjektiv empfundene Uteruskontraktionen und/ oder allgemein erhöhter Muskeltonus
Bryophyllum 50%, Pulver zum Einnehmen (Weleda)
3- bis 6-mal täglich 1 Messerspitze

Chamomilla Cupro culta, Radix Rh D3,
Wässrige Verdünnung (Weleda)
3- bis 5-mal täglich 10 bis 15 Tropfen

Innere Ängste/Vertrauensverlust in die eigene Körperlichkeit
Bryophyllum Argento cultum Rh D3, Wässrige Verdünnung (Weleda)
3-mal täglich 10 Tropfen

Unruhe, Erregungszustände und/oder Einschlafstörungen
Bryophyllum D5/Conchae D7 aa, Injektionslösung, 1 ml (Weleda)
1-mal täglich 1 Ampulle subkutan zwischen die Schulterblätter injizieren.

Schwangerschaft

Körperliche Anspannung

Echte Wehen oder nicht? Im Verlauf der Schwangerschaft kann es zu wehenähnlichen Symptomen kommen. Leidet eine Frau über längere Zeit unter inneren Ängsten oder beschreibt, dass sie nicht loslassen kann? Derlei Zustände können manchmal tatsächlich als starke körperliche Anspannung zu wehenähnlichen Symptomen führen: Der Bauch wird immer wieder hart, auch kann eine palpatorisch zu erfassende Konsistenzerhöhung ohne Muttermundswirksamkeit auftreten. Unbehandelt wird daraus leicht eine muttermundswirksame Wehentätigkeit, deshalb ist ein natürliches Heilmittel jetzt sinnvoll.

Loslassen fördern

Bryophyllum Rh D3, Wässrige Verdünnung (Weleda)
3-mal täglich 10 Tropfen

Vaginale Infektionen

Während der Schwangerschaft sind zuweilen die Beckenorgane nicht ausreichend durchblutet; es kann zu einer gestörten Vaginalflora und somit zu vaginalen Infektionen kommen. Die betroffenen Frauen sind sensibel dafür und beschreiben Veränderungen der Vaginalschleimhaut, Trockenheit, Juckreiz oder übermäßigen Fluor. Auch um eine dadurch bedingte vorzeitige Wehentätigkeit beziehungsweise eine Zervixinsuffizienz auszuschließen, empfiehlt sich folgende Behandlung: >>

**Anregung der Wärmeorganisation im kleinen Becken,
Regeneration der Vaginalflora**

Majorana / Melissa, Vaginaltabletten (Weleda)

1-mal täglich über 10 Tage – abends tief
in die Vagina einführen.

Durch die aufgelöste Tablette kommt es zu vermehrtem Ausfluss.

**Regeneration und Gestaltung der aufbauenden-strukturierenden
Kräfte, z.B. bei Vorliegen einer Infektion und dadurch gestörter
Vaginalflora**

Argentum metallicum praeparatum 0,4%, Vaginaltabletten (Weleda)

1-mal täglich (abends) über 10 Tage – abends tief
in die Vagina einführen.

Durch die aufgelöste Tablette kommt es zu vermehrtem Ausfluss.

Im Anschluss an die überwundene Infektion empfehle ich eine
Therapie mit Majorana / Melissa Vaginaltabletten (Weleda).

Vorzeitige Wehentätigkeit

Die allopathische Behandlung der vorzeitigen Wehentätigkeit
erfolgt in der Regel mit Betamimetika oder Kalziumantagonisten.
Sehr gute Erfahrungen habe ich auch mit der alleinigen oder begleitenden Therapie mit Bryophyllum-Präparaten gemacht, selbstverständlich immer in Abhängigkeit von den ätiologischen Faktoren
und individuellen Gegebenheiten. Diese Behandlungsweise wird

übrigens seit mehr als 30 Jahren in anthroposophischen Kliniken und anthroposophisch orientiert arbeitenden geburtshilflichen Abteilungen erfolgreich eingesetzt.

Bryophyllum wurde in der Anthroposophischen Medizin schon immer zur Behandlung von Hysterie und Unruhezuständen verwendet und gilt als sogenanntes pflanzliches Valium. Der Begriff Hysterie bedeutet im Sinne der Anthroposophie ein konstitutionelles Überwiegen der aufbauenden Stoffwechselprozesse auf der Lebensebene bei relativ schwachen Strukturkräften. Im Nerven-Sinnes-System herrschen dann unkoordinierte Aufbaukräfte am falschen Ort vor. Das Heilmittel Bryophyllum beruhigt deutlich und sorgt sogar für eine gewisse in der Situation erwünschte Gleichgültigkeit. Bis heute sind keine Nebenwirkungen bekannt. Über entspannende Eigenschaften auf die Uterusmuskulatur hinaus ist eine antimikrobielle und sedative Wirkung bekannt (1, 2, 3, 4).   >>

(1) Vilàghy, I. (2002). Senkung der Frühgeburtenrate mit Phytotherapie – Ergebnisse aus der Praxis. Weleda Hebammenforum, 8 (12/2002), 3–9.

(2) Daub, E. (1989). Vorzeitige Wehentätigkeit – Ihre Behandlung mit pflanzlichen Substanzen – Eine klinische Studie. Stuttgart: Urachhaus.

(3) Rist, L., Seitz-Gwehenberger, B., Kuck, A. & von Mandach, U. (2006). Zum Verständnis von Bryophyllum als Pflanze und Medikament. Der Merkurstab, 4/2006, 298–307.

(4) Gwehenberger, B., Rist, L., Huch, R. & von Mandach, U. (2004). Bryophyllum pinnatum versus fenoterol on uterine contractility. European Journal of Obstetrics & Gynecology and Reproductive Biology, 113 (2004), 164–171.

Zu Hause:
Bryophyllum 50%, Pulver zum Einnehmen (Weleda)
3- bis 6-mal täglich 1 Messerspitze bis hin zu stündlich 1 Messerspitze
Die Häufigkeit ist abhängig von der Wehenstärke.

Zusätzlich: 50% des Tages flach liegen, wenig körperliche, nicht belastende Tätigkeiten

Magnesit 5%, Mischung (Weleda)
3-mal täglich 1 Messerspitze

In der Klinik:
Bryophyllum 5%, Injektionslösung, 10 ml (Weleda)
Infusion mit 10 Ampullen auf 900 ml Basislösung (Ringer, Tutofusin ...) über 24 Stunden infundieren.

Zusätzlich: 50% des Tages flach liegen, aufstehen nur zur Toilette und Körperpflege

Magnesit 5%, Mischung (Weleda)
3-mal täglich 1 Messerspitze

Kann auch in Verbindung mit konventioneller Tokolyse (Betamimetika oder Kalziumantagonisten) und/oder einer Magnesium-Infusion kombiniert werden. In der Regel tritt nach 30 bis 45 Minuten ein Sistieren der Wehentätigkeit ein.

Die Infusionstherapie dauert in Abhängigkeit von der Wehentätigkeit 3 bis 5 Tage. Im Anschluss wird auf Bryophyllum 50%, Pulver zum Einnehmen (Weleda) umgestellt, zunächst zweistündlich 1 Messerspitze mit langsamer Reduzierung der Dosis. Nach einem Tag erfolgreicher oraler Therapie darf langsam wieder körperliche Belastung hinzukommen.

Herzrasen und Unruhe bei Tokolyse mit Betamimetika
Aurum / Lavandula comp., Salbe (Weleda)
2- bis 6-mal täglich Herzsalbenkompressen (siehe Anhang S. 160)

Koordination vegetativer Rhythmen, z.B. bei Herzrasen
Cardiodoron®, Dilution V (Weleda)
3-mal täglich 20 Tropfen

Alternative:
Aurum / Cardiodoron® comp., Dilution (Weleda)
3-mal täglich 20 Tropfen

Aufgrund des Alkoholgehaltes enthalten diese Präparate eine Gegenanzeige in Schwangerschaft und Stillzeit. Wenn die Tropfen mit warmem Wasser aufgegossen werden, verfliegt jedoch ein Teil des Alkohols.

Harmonisierung zu starker Bewusstseinsprozesse im Herzen
Aurum / Hyoscyamus comp., Mischung (Weleda)
2- bis 4-mal täglich 20 Tropfen

V = Verschreibungspflichtig

Grippale Infekte

Grippale Infekte aller Art behandelt die Anthroposophische Medizin mit einer großen Auswahl an sanften, natürlichen und zuverlässig wirksamen Präparaten. Sie sind gerade in der Schwangerschaft sehr gut anwendbar.

Beginnende entzündliche Prozesse mit und ohne Fieber, besonders im Mund und Rachenraum

Apis Belladonna, Globuli velati (Wala)

1- bis 3-mal täglich, in akuten Fällen bis zweistündlich 5 Globuli (Cave bei Bienenallergie! Hier ist Apis = Honigbiene enthalten)

Fieberhafte Infekte

Fieber- und Zahnungszäpfchen für Kinder (Weleda)

Bis zu 3-mal täglich 1 Zäpfchen in den Mastdarm einführen.

Erysidoron® 1, Mischung V (Weleda)

Ein- bis zweistündlich 10 Tropfen
(Cave bei Bienenallergie! Hier ist Apis = Honigbiene enthalten)

Chronisch-wiederkehrende Prozesse

Erysidoron® 2, Tabletten (Weleda)

Im akuten Stadium bis zu zweistündlich 1 Tablette im Wechsel mit zweistündlich Erysidoron® 1, 5 bis 10 Tropfen. Im Stadium der Besserung bis zur Abheilung 3-mal täglich 1 Tablette im Wechsel mit Erysidoron® 1, 3-mal täglich 5 bis 10 Tropfen.

Schwangerschaft

Grippaler Infekt, fieberhafte Erkältungskrankheiten
Ferrum phosphoricum comp., Streukügelchen (Weleda)
Ein- bis zweistündlich 8 bis 10 Streukügelchen

Grippaler Infekt, besonders im Kopfbereich
Gelsemium/Bryonia comp., Mischung (Weleda)
2-mal täglich 15 Tropfen

Heiserkeit/Halsentzündung
Anis-Pyrit, Tabletten (Weleda)
Zweistündlich 1 Tablette

Zinnober comp., Mischung aus Verreibungen (Weleda)
3- bis 6-mal täglich 1 Messerspitze
(Cave bei Bienenallergie! Hier ist Apis = Honigbiene enthalten)

Bolus Eucalypti comp., Pulver (Weleda)
3- bis 5-mal täglich 1 Messerspitze im Mund zergehen lassen
oder 3- bis 5-mal täglich 1 Teelöffel auf 100 ml Wasser zum
Gurgeln anrühren.   >>

V = Verschreibungspflichtig

Husten

Lavendelöl 10%, Ölige Einreibung (Weleda)
Nachts, bei Bedarf auch tagsüber als Brustwickel
(siehe Anhang S. 161)

Pyrit / Zinnober, Tabletten (Weleda)
2- bis 6-mal täglich 1 Tablette

Sambucus / Teucrium comp., Mischung (Weleda)
3- bis 6-mal täglich 10 Tropfen

Trockener Husten

Verbascum comp., Mischung (Weleda)
3-mal täglich 10 bis 20 Tropfen

Flechtenhonig, Sirup (Weleda)
3- bis 5-mal täglich 1 Teelöffel in warmem Tee

Zinnober

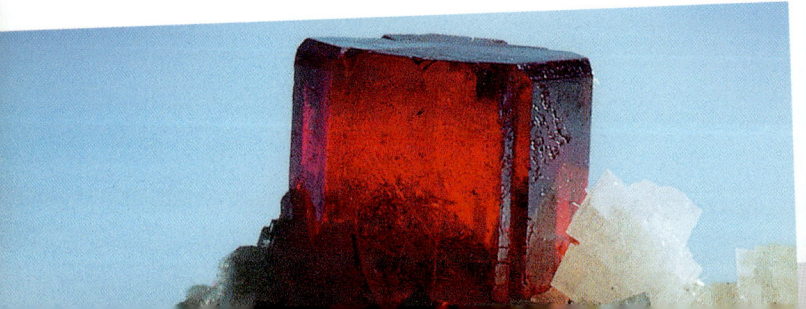

Schnupfen, Stirnhöhlenkatarrh

Agropyron, Globuli velati (Wala)

2- bis 4-mal täglich, in akuten Fällen bis zweistündlich 5 Globuli

Rhinodoron®, Nasenspray (Weleda)

Bei Bedarf mehrmals täglich 1 Sprühstoß in jedes Nasenloch

Ohrenschmerzen

Rhinodoron®, Nasenspray (Weleda)

2- bis 6-mal täglich 1 Sprühstoß in jedes Nasenloch

Levisticum Rh D3, Wässrige Verdünnung (Weleda)

1- bis 3-mal täglich 10 Tropfen,
in akuten Fällen ein- bis zwiestündlich
5 bis 10 Tropfen

Hämorrhoiden

Anregung von Struktur- und Heilungsprozessen, innerlich

Hämorrhoidalzäpfchen (Weleda)

1-mal tagsüber nach Stuhlentleerung sowie 1-mal abends vor dem Schlafengehen in den Mastdarm einführen

Zur Anwendung der bewährten, gut wirksamen Zäpfchen gibt es nach Auskunft der Weleda AG bis heute keine Meldungen über unerwünschte Nebenwirkungen. Trotzdem enthalten sie seit 2006 aufgrund des Stibium-(Antimon-)Gehalts eine Gegenanzeige in Schwangerschaft und Stillzeit im Beipackzettel. Das bedeutet nicht automatisch, dass es sich um ein gefährdendes Präparat handelt. Die Anwendung liegt daher in der therapeutischen Freiheit von Hebammen und Ärzten.

Anregung von Struktur- und Heilungsprozessen, äußerlich

Hamamelis comp., Salbe (Weleda)

Mehrmals täglich als Salbenkompresse (siehe Anhang S. 160) auflegen.

Strukturförderung

Hirudo comp., Globuli velati (Wala)

2-mal täglich 10 bis 15 Globuli

Allgemeine Bindegewebsschwäche

Senecio comp., Globuli velati (Wala)

1- bis 3-mal täglich 5 bis 10 Globuli

Schwangerschaft

Harnwegsinfekte

Zur begleitenden Behandlung von Harnwegsinfekten ist eine mehrmals tägliche Einnahme von Vitamin-C-reichem Weleda Vier Beeren-Elixier und gerbstoffhaltigem Preiselbeersaft, am besten verdünnt mit Wasser, sehr zu empfehlen. Die Aufnahme von natürlichem Vitamin C und Gerbstoffen unterstützt die Therapie. Das im Elixier enthaltene Vitamin C sorgt für ein saures, bakterienunfreundliches Milieu in der Blase. Bei den in Preiselbeeren enthaltenen Tanninen (Gerbstoffen) geht man von einer blockierenden und selektiven Wirkung auf Bakterien an den Epithelzellen der Blase und ableitenden Harnwege aus.

Akute / subakute Entzündungen der Harnblase und der ableitenden Harnwege

Cantharis D6, Flüssige Verdünnung (Weleda)
1- bis 3-mal täglich 5 bis 10 Tropfen

Cantharis Blasen Globuli velati, (Wala)
3- bis 5-mal täglich 10 Globuli

Entzündungen mit und ohne Fieber

Erysidoron® 1, Mischung, V (Weleda)
Im akuten Stadium bis zu zweistündlich 5 bis 10 Tropfen.
Im Stadium der Besserung bis zur Abheilung 3-mal täglich 5 bis 10 Tropfen. >>

V = Verschreibungspflichtig

Anregung des Wärmeorganismus
Cuprum metallicum praeparatum 0,4%, Ölige Einreibung (Weleda)
1- bis 2-mal täglich warme Ölkompressen im Bereich der Blase und der Nieren (siehe Anhang S. 160)

Hautjucken (Prurigo gestationis)

Dem schwangerschaftsbedingten Hautjucken liegt in der Regel eine Schwäche des Leber-Galle-Stoffwechsels zugrunde. In jedem Fall ist vor der Behandlung eine Abklärung hinsichtlich des Pruritus gravidarum notwendig. Dies ist eine Leber-Galle-Abflussstörung, die durch einen Transaminasenanstieg im mütterlichen Körper eine schlechte Outcome-Prognose für das Kind darstellt. Nach Abklärung beziehungsweise Behandlung sind untenstehende Maßnahmen, auch im Falle des Pruritus, als komplementäre Behandlung gut geeignet.

Innerlich: Anregung der Lebertätigkeit – als Kur/Basistherapie
Hepatodoron®, Tabletten (Weleda)
2-mal täglich 1 bis 2 Tabletten

Harmonisierung des Stoffwechsels, leichte Ausprägung
Calcium Quercus, Globuli velati (Wala)
1- bis 3-mal täglich 5 bis 10 Globuli

Stärkere Ausprägung
Calcium Quercus, Injektionslösung, 10 ml (Wala)
1-mal täglich 1 Ampulle intravenös injizieren.
Besserung tritt in der Regel nach 3 bis 4 Tagen ein.

Anschließend 1 Woche lang 1-mal täglich 1 Ampulle
Calcium Quercus, Injektionslösung, 1 ml (Wala)
subkutan injizieren.
Bis zum vollständigen Verschwinden der Symptome,
dann jeden 2. Tag 1 Ampulle
Calcium Quercus, Injektionslösung, 1 ml (Wala)
subkutan injizieren.

Vitalisierung der Haut
Oenothera Argento culta D3, Flüssige Verdünnung (Weleda)
1- bis 3-mal täglich 5 bis 15 Tropfen

Äußerlich:
Beruhigung der (juckenden) Haut, Vermeidung von Entzündungen bei Hautläsionen
Calendula-Essenz, Tinktur zum äußerlichen Gebrauch (Weleda)
1. Kurzzeitige Umschläge auf den betroffenen Stellen:
1 bis 2 Teelöffel auf ¼ l Wasser – anschließend trocknen lassen.
2. Abwaschungen im Verhältnis 1 : 4 (1 Teil Essenz auf 3 Teile abgekochtes Wasser) verdünnter Essenz – anschließend trocknen lassen. **Oder:** >>

Bryophyllum 5%, Injektionslösung, 10 ml (Weleda)
Mehrmals täglich auf die betroffenen Stellen auftupfen und trocknen lassen.

Dynamisierung des Hautstoffwechsels, besonders bei nicht nässenden Quaddeln
Urtica dioica 10%, Salbe (Weleda)
Mehrmals täglich auf die betroffenen Stellen dünn auftragen.

Anregung und Strukturierung der Hautregeneration, besonders bei feuchten Quaddeln
Wecesin®, Pulver (Weleda)
Mehrmals täglich auf die betroffenen Stellen aufstreuen und verteilen.

Urtica – Brennnessel

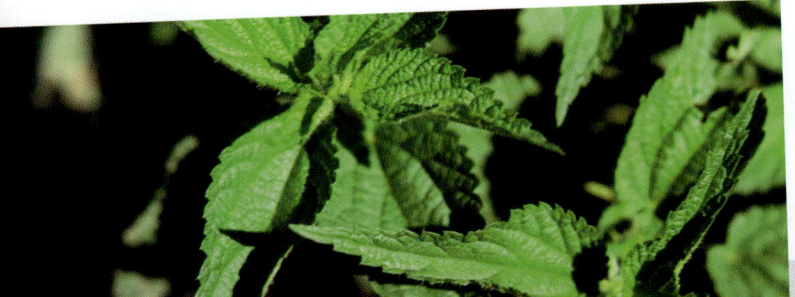

Hypertonie

Sollte es sich um eine schwangerschaftsinduzierte Hypertonie handeln, können diese Heilmittel eine die Schulmedizin ergänzende Therapie darstellen.

Koordination und Harmonisierung vegetativer Rhythmen
Aurum / Cardiodoron® comp., Dilution (Weleda)
1- bis 3-mal täglich 10 bis 15 Tropfen

Aufgrund des Alkoholgehaltes enthält dieses Präparat eine Gegenanzeige in Schwangerschaft und Stillzeit. Ein Teil des Alkohols verfliegt jedoch, wenn die Tropfen mit warmem Wasser aufgegossen werden.

Blutdrucksenkend
Belladonna Rh D4, Wässrige Verdünnung (Weleda)
1- bis 3-mal täglich 5 bis 10 Tropfen

Olivenit D6, Verreibung (Weleda)
3-mal täglich 1 Messerspitze

Bei einhergehender Unruhe
Bryophyllum 50%, Pulver zum Einnehmen (Weleda)
3-mal täglich 1 Messerspitze

Allgemeine körperliche Entspannung
Lavendel-Entspannungsbad (Weleda)
Mehrmals täglich Arm- oder Fußbäder / Abwaschungen   >>

Vegetative Herz-Kreislauf-Störungen

Aurum / Lavandula comp., Salbe (Weleda)

2- bis 3-mal täglich Herzsalbenkompressen (siehe Anhang S. 160)

Hypotonie

Koordination und Harmonisierung vegetativer Rhythmen

Aurum / Cardiodoron® comp., Dilution (Weleda)

1- bis 3-mal täglich 10 bis 15 Tropfen

Aufgrund des Alkoholgehaltes enthält dieses Präparat eine Gegenanzeige in Schwangerschaft und Stillzeit. Wenn die Tropfen mit warmem Wasser aufgegossen werden, verfliegt jedoch ein Teil des Alkohols.

Harmonisierung der Herz-Kreislauf-Funktion

Primula Auro culta Rh D3, Wässrige Verdünnung (Weleda)

3-mal täglich 10 Tropfen

Neigung zu Kreislaufzentralisation

Veratrum e radice D6, Globuli velati (Wala)

1- bis 3-mal täglich 5 bis 10 Globuli

Anregung des Organismus

Rosmarin-Aktivierungsbad (Weleda)

1 Verschlusskappe auf eine Waschschüssel/Waschbecken

Hohe Armbäder/Abwaschungen

Ischiasbeschwerden

(siehe Rückenschmerzen S. 049)

Kalkstoffwechsel

Gute, ausgewogene Ernährung während der Schwangerschaft ist auch in der heutigen Zeit wichtig. Damit das Baby ausreichend Kalzium für sein Wachstum bekommt, kann man den Kalkstoffwechsel der Mutter gut mit Aufbaukalk 1 und 2 (Weleda) anregen. Dies sind zwei sich sinnvoll ergänzende Präparate zur Unterstützung der Aufnahme und Verwertung von Kalzium im Körper.

Förderung der Kalziumaufnahme im Körper
Aufbaukalk 1, Pulver (Weleda)
Morgens 1 Messerspitze

Anregung des Kalziumstoffwechsels im Körper
Aufbaukalk 2, Pulver (Weleda)
Abends 1 Messerspitze

Kopflastigkeit (siehe Überwachheit S. 052)

Meteorismus (siehe Blähungen S. 021)

Müdigkeit

(siehe Anämie S. 018, Erschöpfung S. 026, Hypotonie S. 044)

Nervosität

Nervöse Unruhe

Aurum/Lavandula comp., Salbe (Weleda)
2- bis 3-mal täglich Herzsalbenkompressen (siehe Anhang S. 160)

Avena sativa comp., Streukügelchen (Weleda)
1- bis 2-mal täglich 15 Streukügelchen

Lavendel-Entspannungsbad (Weleda)
2 bis 3 Verschlusskappen auf ein Vollbad

Passiflora Nerventonikum, Sirup (Wala)
1 bis 3 Teelöffel vor dem Schlafengehen mit etwas Wasser verdünnt einnehmen.

Angstzustände/Panik

Aurum/Hyoscyamus comp., Mischung (Weleda)
In akuten Fällen 20 Tropfen oder 2- bis 4-mal 15 Tropfen täglich

Angst-/Unruhezustände, nervöse Erschöpfung, depressive Verstimmungen

Neurodoron®, Tabletten (Weleda)
3- bis 4-mal täglich 1 Tablette

Schwangerschaft

Unruhe, Erregungszustände und/oder Einschlafstörungen
Bryophyllum D5/Conchae D7 aa, Injektionslösung, 1 ml (Weleda)
1-mal täglich 1 Ampulle subkutan zwischen die
Schulterblätter injizieren.

Obstipation

Harmonisierung des Stoffwechselsystems
Carpellum Mali comp., Mischung aus Verreibungen (Weleda)
1- bis 3-mal täglich 1 bis 2 Messerspitzen

Anregung der peptischen Ab- und nachfolgenden Aufbauprozesse
Cichorium Rh D6, Wässrige Verdünnung (Weleda)
1- bis 3-mal täglich 10 bis 15 Tropfen

Verdauungsschwäche mit Neigungen zu Blähungen
Cichorium Stanno cultum Rh D3, Wässrige Verdünnung (Weleda)
3-mal täglich 10 bis 15 Tropfen

Anregung des Wärmeorganismus
Cuprum metallicum praeparatum 0,4%, Ölige Einreibung (Weleda)
1- bis 2-mal täglich 5 bis 8 Tropfen angewärmtes Öl
in der Nierengegend einreiben. >>

**Anregung des Verdauungssystems,
ohne Verdauungsprobleme hervorzurufen**
Vier Beeren-Elixier (Weleda)
3- bis 5-mal täglich 1 Teelöffel mit reichlich Flüssigkeit einnehmen.

Ödeme

**Physiologisch:
Anregung der Nierentätigkeit**
Equisetum cum Sulfure tostum D4, Verreibung (Weleda)
1- bis 3-mal täglich 1 Messerspitze

**Anregung der Ausscheidungsprozesse, Förderung
der Flüssigkeitszirkulation im Körper**
Kastanien-Entlastungsbad (Weleda)
Bei Bedarf: Ganzkörperbad, 1 °C niedriger als Körpertemperatur

Equisetum arvense – Ackerschachtelhalm

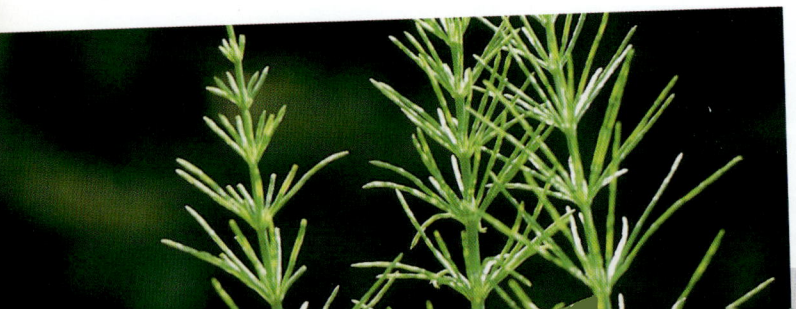

Mit hypertensiver Ursache:
Anregung der Ausscheidungsprozesse, Förderung der Flüssigkeitszirkulation im Körper
Kastanien-Entlastungsbad (Weleda)
Teil- oder Ganzkörpereinreibung, 20 Minuten. einziehen lassen, abduschen – bis zu 3-mal täglich.

Präeklampsie (siehe Hypertonie S. 043, Ödme S. 048)

Prurigo gestationis (siehe Hautjucken S. 040)

Rückenschmerzen

Anregung und Harmonisierung der Formprozesse im Gewebe
Arnica, Planta tota Rh D6, Wässrige Verdünnung (Weleda)
3-mal täglich 10 Tropfen

Anregung des Wärmeorganismus bei schmerzhaften Verspannungen und Gelenkbeschwerden
Aconit Schmerzöl, Ölige Einreibung (Wala)
1- bis 3-mal täglich ca. 3 ml Öl auf den schmerzenden Bereich einreiben, mit Wärmflasche und Wolltuch nachwärmen.   >>

**Anregung von Stoffwechselprozessen
und Gewebsdurchblutung im Bewegungssystem**
Arnica comp./Cuprum, Ölige Einreibung (Weleda)
2-mal täglich 5 Tropfen auf den schmerzenden Bereich einreiben,
mit Wärmflasche und Wolltuch nachwärmen.

Nicht lokalisierbare, ziehende Schmerzen
Aconitum napellus Rh D6,
Flüssige Verdünnung zur Injektion (Weleda)
1 Ampulle im Bereich der Schmerzen quaddeln oder subkutan
in äußere Punkte der Michaelis-Raute injizieren.

Stechende Schmerzen
Rhus toxicodendron D4, Flüssige Verdünnung
zur Injektion (Weleda)
1 Ampulle im Bereich der Schmerzen quaddeln oder subkutan
in äußere Punkte der Michaelis-Raute injizieren.

Schlafstörungen (siehe Nervosität S. 046)

Schwangerschaftsstreifen

Schwangerschafts-Pflegeöl (Weleda)
Von Beginn der Schwangerschaft an bis 3 Monate nach der Geburt – bzw. bis zum Ende der Stillzeit – 1- bis 2-mal täglich auf Bauch, Gesäß und Oberschenkel einmassieren.

Sodbrennen

Harmonisierung von Motilität und Sekretion im oberen Verdauungssystem
Bismutum / Graphites comp., Mischung aus Verreibungen (Weleda)
3- bis 5-mal täglich 1 Messerspitze 15 Minuten vor den Mahlzeiten einnehmen.

Symphysenbeschwerden

Harmonisierung von Stoffwechsel- und Formprozessen, Anregung von Regulationsvorgängen
Arnica / Symphytum comp., Salbe (Weleda)
1- bis 2-mal täglich eine Salbenkompresse auf der Symphyse auflegen (siehe Anhang S. 160).

Anregung von Struktur- und Gestaltbildung
Symphytum comp., Globuli velati (Wala)
1- bis 3-mal täglich 5 bis 10 Globuli auf der Zunge zergehen lassen.

>>

Im akuten Fall:
Symphytum ethanol. Decoctum D3,
Flüssige Verdünnung zur Injektion (Weleda)
1- bis 2-mal täglich 1 Ampulle subkutan in den Oberschenkel, besser noch in die Symphysengegend injizieren – Letzteres ist jedoch für einige Frauen zu schmerzhaft.

Übelkeit (siehe Emesis gravidarum S. 024)

Überwachheit

Natürlich, einfach und leicht schwanger zu sein ist für viele Frauen heute gar nicht so leicht. Ihr Gefühl für das Kind scheint unterdrückt, Ängste und Unsicherheiten stehen im Vordergrund. Als liebevolle Gastgeberin dem kleinen Kind Raum zu schenken, sich für dessen Wachstum zu öffnen und sich selbst in ihrem körperlichen und seelischen Empfinden ein wenig in den Hintergrund zu stellen, fällt ihnen schwer. Ein schwieriger Widerspruch in der Empfindung der Schwangeren, die als werdende Mutter doch zutiefst und sehnsüchtig wünscht, ganz für ihr Kind da zu sein!

Diese Ambivalenz schafft ein Ungleichgewicht im Körper, das sich durch vielfältige typische Beschwerden äußern kann: beispielsweise Emesis, vorzeitige Wehentätigkeit, Nervosität oder allgemeine Anspannung. Wie kann man helfen?

Meiner Erfahrung nach ist der Kalk der Austernschale bei sehr vielen Schwangerschaftsbeschwerden als Basispräparat sehr hilfreich. Oft ist es das einzige Heilmittel, das ich nach einem langen Gespräch empfehle, und das gute Behandlungserfolge zeigt.

Bei näherer Betrachtung versteht man leicht, warum das so ist. Die Natur veranschaulicht in der Austernschale das Gegenbild der oben beschriebenen Phänomene. Bei der Auster schützt eine zuverlässige harte Kalkschale sicher den wertvollen weichen Kern der Muschel. Sie öffnet sich zwar, um Nahrung aufzunehmen; Stoffwechsel, Wachstum und Fortpflanzung finden jedoch im geschützten geschlossenen Raum statt.

Die Gabe von Austernschalenkalk (Conchae) in potenzierter Form gibt dem Organismus der werdenden Mutter ein Vorbild und hilft ihm dadurch, sich gegen äußere Einflüsse besser abzugrenzen. So geschützt von einer starken Hülle erlangt sie ihre Selbstsicherheit und die Fähigkeit, bewusst zu erleben, leichter wieder.

Als Basistherapie, wenn ergänzend noch weitere Präparate angezeigt sind

Conchae D6, Verreibung (Weleda)
3-mal täglich 1 Messerspitze

Überwachheit und Ambivalenz

Conchae D12, Verreibung (Weleda)
2-mal täglich 1 Messerspitze   >>

Sehr ausgeprägte Überwachheit, wenig bis kein Empfinden für eigene körperliche Bedürfnisse
Conchae D20, Verreibung (Weleda)
1-mal täglich 1 Messerspitze

Unruhe (siehe Nervosität S. 046)

Vaginale Infektionen

Anregung der Wärmeorganisation im kleinen Becken, Regeneration der Vaginaflora
Majorana/Melissa, Vaginaltabletten (Weleda)
1-mal täglich über 10 Tage – abends tief in die Vagina einführen.
Durch die aufgelöste Tablette kommt es zu vermehrtem Ausfluss.

Origanum majorana – Majoran

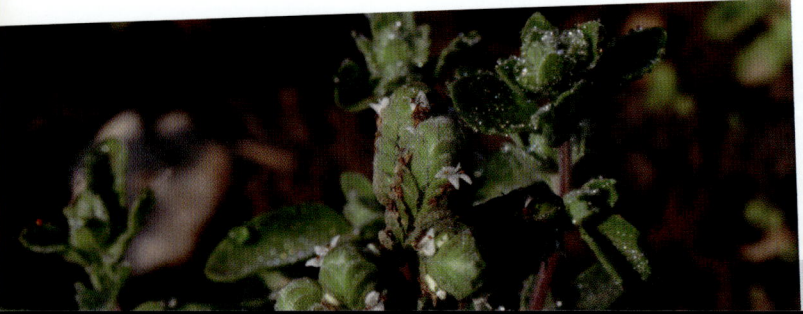

Schwangerschaft

Regeneration und Gestaltung der aufbauenden-strukturierenden Kräfte, z.B. bei Vorliegen einer Infektion und dadurch gestörter Vaginalflora
Argentum metallicum praeparatum 0,4%, Vaginaltabletten (Weleda)
1-mal täglich über 10 Tage – abends tief in die Vagina einführen.
Durch die aufgelöste Tablette kommt es zu vermehrtem Ausfluss.

Im Anschluss an die überwundene Infektion empfehle ich eine Therapie mit Majorana/Melissa, Vaginaltabletten (Weleda).

Varizen

Vorbeugung von venösen Stauungen, Anregung des Hautstoffwechsels
Hauttonikum, Lotion (Weleda)
1- bis 2-mal täglich in Richtung Herz auftragen.

Prophylaxe/Basistherapie – Förderung der Blut- und Flüssigkeitszirkulation im Körper
Kastanien-Entlastungsbad (Weleda)   >>

Teilbäder der Beine

Richtig gut entspannt und wirksam baden kann man die Beine in einem kniehohen Eimer. Am besten ist der Boden so groß, dass die Füße leicht und bequem nebeneinander stehen und die Zehen noch ein wenig wackeln können. Einfachste Variante ist die sogenannte Oskartonne aus dem Baumarkt.

Lösen von venösen Stauungen und Durchblutungsstörungen
Venadoron®, Lotion (Weleda)

Die angenehm kühlende Lotion 1- bis 2-mal täglich behutsam an den Beinen in Richtung Herz auftragen. Nicht einreiben oder gar massieren: einfach die Beine hoch lagern, Lotion einziehen lassen und anschließend Stützstrümpfe anziehen. Weil die Lotion völlig fettfrei ist, kann sie sogar über den Stützstrümpfen aufgetragen werden, ohne dass sie ihre Qualität verlieren.

Bei Vulvavarikose: Als Kompresse anwenden

Allgemeine Bindegewebsschwäche
Senecio comp., Globuli velati (Wala)

1- bis 3-mal täglich 5 bis 10 Globuli

Strukturförderung
Hirudo comp., Globuli velati (Wala)

2-mal täglich 10 bis 15 Globuli

Anregung von Struktur- und Heilungsprozessen, äußerlich
Hamamelis comp., Salbe (Weleda)
Mehrmals täglich als Salbenkompresse auf stark betroffene Stellen auflegen (siehe Anhang S. 160).
Bei Vulvavarikose: Als Kompresse anwenden

Verstopfung (siehe Obstipation S. 047)

Vorzeitige Wehen (siehe Frühgeburtsbestrebungen S. 028)

Vulvavarikose (siehe Varizen S. 055)

Wadenkrämpfe

Neigung zu Krämpfen
Magnesium phosphoricum D6, Verreibung (Weleda)
3-mal täglich eine Messerspitze

Krämpfe, Unruhe- und Erregungszustände
Chamomilla Cupro culta, Radix Rh D3,
Wässrige Verdünnung (Weleda)
3-mal täglich 10 Tropfen   >>

Förderung der Mikrozirkulation in Blut und Gewebe
Venadoron®, Lotion (Weleda)
1- bis 2-mal täglich in Richtung Herz auftragen – nicht einreiben –, anschließend Stützstrümpfe anziehen.

Arnica comp./Cuprum, Ölige Einreibung (Weleda)
Mehrmals täglich in die Haut einmassieren.

Zahnfleisch und Mundhöhle

Absinken der Speichelmenge:
Anregung des Speichelflusses – Kariesprophylaxe
Sole-Zahncreme (Weleda)
Citrisol Zahncreme (WalaVita)

Ratanhia

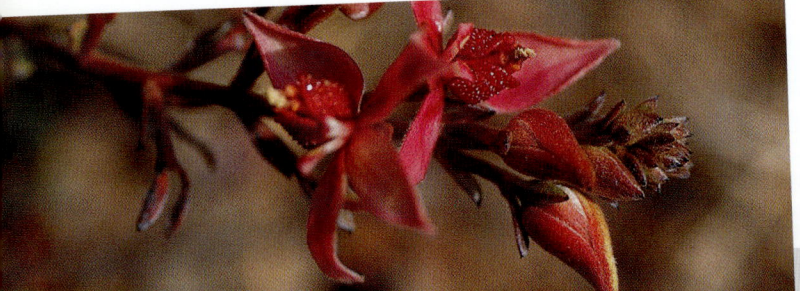

Schwangerschaft

Absinken des pH-Wertes im Mund aufgrund von (Hyper-)Emesis: Anregung der natürlichen Funktionen der Mundschleimhaut und der Mundflora

Ratanhia-Mundwasser (Weleda)

3 bis 5 Spritzer auf ein halbes Glas Wasser;
und nach jedem Zähneputzen den Mund spülen.

Zahnfleischbluten: Anregung der natürlichen Funktionen der Mundschleimhaut und der Mundflora

Ratanhia-Mundwasser (Weleda)

3 bis 5 Spritzer auf ein halbes Glas Wasser;
und nach jedem Zähneputzen den Mund spülen

Kräftigung des Zahnfleisches

Salbei-Zahnfleischbalsam (Weleda)

Nach jedem Zähneputzen mit einer sehr weichen Zahnbürste sanft in das Zahnfleisch einmassieren.

Gewebshypertrophie des Zahnfleisches / Bildung von Schwangerschaftspepuliden

Salbei-Zahnfleischbalsam (Weleda)

Nach jedem Zähneputzen mit einer sehr weichen Zahnbürste sanft in das Zahnfleisch einmassieren.

Zervixinsuffizienz (siehe Frühgeburtsbestrebungen S. 028)

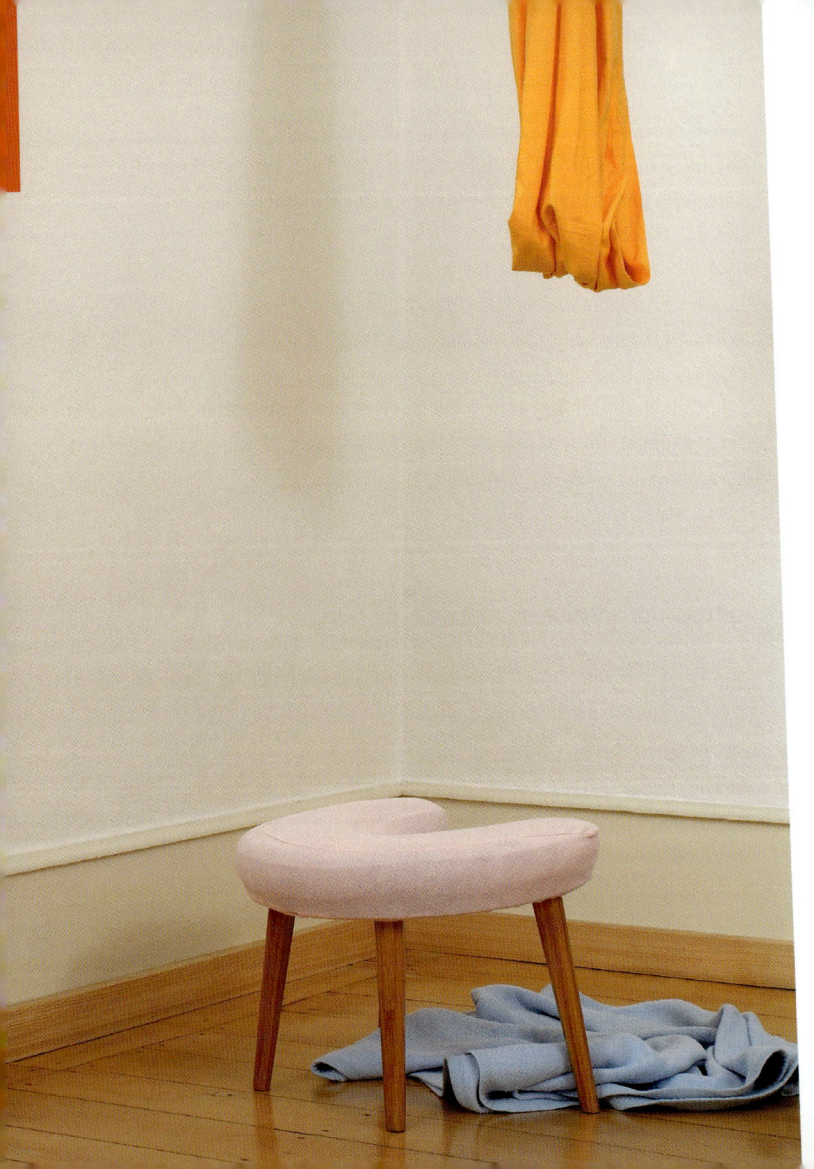

Heilmittel unter der Geburt

Vielseitig wirksam: Conchae und Bryophyllum

Conchae (Austernschalenkalk) in Verbindung mit Bryophyllum (Brutblatt) ist sehr oft das einzige Mittel meiner Wahl bei der Geburtsbegleitung, wenn ich bei der Gebärenden Bedarf erkenne. Die Art und Dauer der Anwendung bedarf einer Entscheidung in der individuellen Situation und ein wenig Erfahrung, die Sie schon nach kurzer Zeit der Anwendung bekommen.

Im Kapitel „Schwangerschaft" (S. 052) bin ich bereits auf die sogenannte Überwachheit mancher Frauen eingegangen. Sie spielt auch unter der Geburt eine bedeutende Rolle. Denn diese Frauen gehen auffallend wach und dadurch oftmals körperlich angespannt in die Geburt. Die Hebammensprache bezeichnet dieses Phänomen manchmal als Kopflastigkeit – eine Gabe, die der Frau im alltäglichen Leben sehr nützlich ist, bei der Geburt jedoch zu Angst und Unsicherheiten führen kann. Aber es gibt eine gute Unterstützung: die Anwendung von Conchae. Gut passt dazu das Heilmittel Bryophyllum, das die Anthroposophische Medizin traditionell bei Schmerzen, Unruhe und seelischen Ausnahmezuständen anwendet. Da es auch entspannend auf die Gebärmuttermuskulatur wirkt,

Bryophyllum – Brutblatt

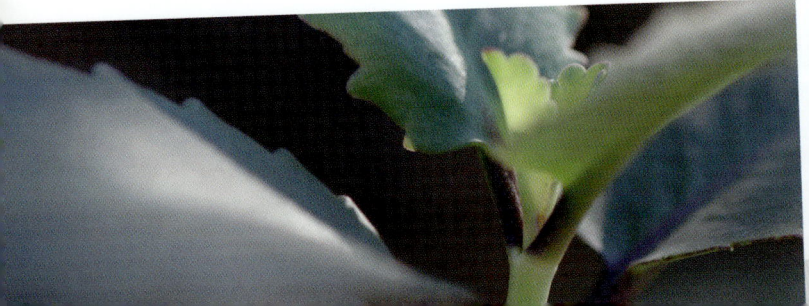

ist es ebenfalls gut zur Behandlung von vorzeitiger Wehentätigkeit geeignet (siehe Frühgeburtsbestrebungen S. 028). Bei einem straffen Muttermund, unkoordinierter Wehentätigkeit, Tachysystolie oder Ähnlichem sind die Eigenschaften von Bryophyllum auch unter der Geburt hilfreich und werden Ihnen in diesem Kapitel noch bei mehreren Punkten begegnen. Eine Palette unterschiedlicher Darreichungsformen ermöglicht eine ganz individuelle Begleitung der Geburt. Angewendet werden können sowohl die Einzel- als auch Kombinationspräparate.

Conchae D6, Verreibung (Weleda)
Bis zu viertelstündlich 1 Messerspitze

Bryophyllum D5/Conchae D7 aa, Flüssige Verdünnung zur Injektion, 1 ml (Weleda)
Bis zu stündlich 1 Ampulle subkutan in den Oberschenkel injizieren.

Bryophyllum D5/Conchae D7 aa, Flüssige Verdünnung zur Injektion, 10 ml (Weleda)
Bis zu stündlich 1 Ampulle langsam intravenös injizieren.

Bryophyllum 50%, Pulver zum Einnehmen (Weleda)
Bis zu viertelstündlich 1 Messerspitze

Bryophyllum 5%, Injektionslösung, 10 ml (Weleda)
Bis zu stündlich 1 Ampulle intravenös injizieren.

Angst / Panik

Starke Ängste / akute Panik
Aurum / Hyoscyamus comp., Mischung (Weleda)
In akuten Fällen 20 Tropfen pur oder 20 Tropfen auf ein Glas Wasser einnehmen – nach jeder Wehe einen kleinen Schluck.

Tiefe Ängste, die nicht artikulierbar sind, depressive Verstimmungen
Ferrum sidereum D20, Tabletten (Weleda)
Bis zu stündlich 1 Tablette

Angst evtl. im Zusammenhang mit Erschöpfung und Versagensängsten
Aurum D10 / Ferrum sidereum D10 aa, Flüssige Verdünnung zur Injektion (Weleda)
1 Ampulle subkutan in den Oberschenkel injizieren; kann anderthalbstündlich wiederholt werden.

Plötzliche Unruhe / Panik in der AP
Bryophyllum 5%, Injektionslösung, 1 ml (Weleda)
1 Ampulle subkutan in die äußeren Punkte der Michaelis-Raute injizieren.

Anspannung

Körperliche Anspannung aufgrund von Erschöpfung in der EP
Bryophyllum 50%, Pulver zum Einnehmen (Weleda)
Bis zu viertelstündlich 1 Messerspitze
oder
Bryophyllum 5%, Injektionslösung, 10 ml (Weleda)
Bis zu stündlich 1 Ampulle intravenös injizieren.

**Körperliche Anspannung aufgrund von Überwachheit
in der EP und AP**
Conchae D6, Verreibung (Weleda)
Bis zu viertelstündlich 1 Messerspitze
in Kombination mit
Bryophyllum 50%, Pulver zum Einnehmen (Weleda)
Bis zu viertelstündlich 1 Messerspitze

Bryophyllum D5/Conchae D7 aa, Flüssige Verdünnung
zur Injektion, 1 ml (Weleda)
Bis zu stündlich 1 Ampulle subkutan in den Oberschenkel injizieren.

Bryophyllum D5/Conchae D7 aa, Flüssige Verdünnung
zur Injektion, 10 ml (Weleda)
Bis zu stündlich 1 Ampulle langsam intravenös injizieren.

Allgemein bei Anspannung
Lavendel-Entspannungsbad (Weleda)
2 bis 3 Verschlusskappen auf 1 Vollbad   >>

Belladonna comp., Suppositorien (Wala)
1 bis 2 Zäpfchen in den Mastdarm einführen.

Aurum / Lavandula comp., Salbe (Weleda)
Rhythmische Einreibung der Arme oder Beine

Cuprum metallicum praeparatum 0,4%, Ölige Einreibung (Weleda)
Fußmassage, anschließend mit Wärmflasche und warmen Wollsocken nachwärmen.

Atonische Nachblutungen (begleitende Behandlung)

Strukturgebend und gerinnungsfördernd
Marmor D6 / Stibium D6 aa, Flüssige Verdünnung
zur Injektion, 1 ml (Weleda)
1 Ampulle subkutan neben den Bauchnabel injizieren.

Oder (in Abhängigkeit von der Blutungsstärke):

Mamor D6 / Stibium D6 aa, Flüssige Verdünnung
zur Injektion, 10 ml (Weleda)
Infusion mit 10 Ampullen auf 900 ml Basislösung
(Ringer, Tutofusin ...) zügig infundieren.

Geburt

Beginnende, erschöpfende Wehentätigkeit ohne Zervixwirksamkeit

Nach Einleitungsversuch (einzeln oder auch in Kombination): Entspannung der Uterusmuskulatur

Bryophyllum 5%, Injektionslösung, 10 ml (Weleda)
1 Ampulle intravenös injizieren.

Alternativ:
Bryophyllum 50%, Pulver zum Einnehmen (Weleda)
Alle 5 Minuten 1 Messerspitze

Zusätzlich:
Belladonna comp., Suppositorien (Wala)
1 bis 2 Zäpfchen in den Mastdarm einführen.

Lavendel-Entspannungsbad (Weleda)
2 bis 3 Verschlusskappen auf 1 Vollbad

Bei seelischer Anspannung
Avena sativa comp., Streukügelchen (Weleda)
15 Streukügelchen

Aurum/Hyoscyamus comp., Mischung (Weleda)
20 Tropfen mit etwas Wasser einnehmen   >>

**Als Entscheidungshilfe:
Erschöpfende Wehentätigkeit ohne Zervixwirksamkeit
oder Geburtsbeginn?**

Sie kennen die Situation aus der täglichen Arbeit: Eine Frau hat einen unreifen Muttermundsbefund und seit Stunden oder vielleicht Tagen eine sie beeinträchtigende Wehentätigkeit. Oftmals sind diese Situationen am Abend oder am frühen Morgen und die Frau ist müde vom körperlich anstrengenden Tag oder einer unruhigen Nacht.

Handelt es sich dabei um erschöpfende, nicht muttermundswirksame Wehen, so ist die Frau vielleicht zudem kraft- und mutlos und sieht eventuell einem interventionsreichen Geburtsverlauf entgegen.
Wie kann man hier helfen? Die Gabe von Bryophyllum zeigt durch dessen entspannende Wirkung auf die Muskulatur der Gebärmutter ganz wunderbar den Weg. Handelt es sich um einen Geburtsbeginn, werden die Wehen in der Regel eine halbe bis Dreiviertelstunde nach der Gabe deutlich kräftiger. Ist es jedoch eine Wehentätigkeit, die noch nicht in die aktive Geburtsphase übergehen wird, so kommt es,

Cichorium – Wegwarte

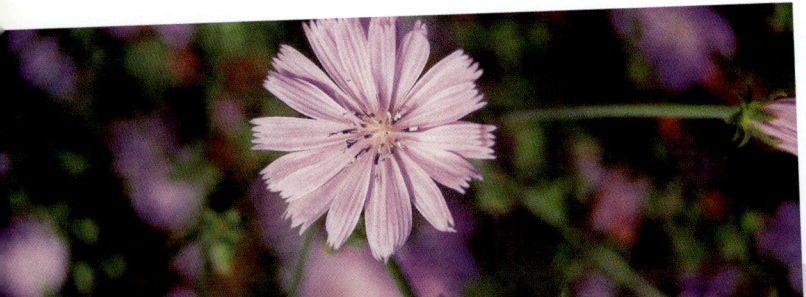

nach etwa der gleichen Zeit, zu einem Sistieren der Wehen, und die Frau findet zu Hause in ihrem Bett einen erholsamen und kraftschöpfenden Schlaf.

Bryophyllum 5%, Injektionslösung, 10 ml (Weleda)
2 Ampullen langsam intravenös injizieren.
Oder:
Bryophyllum 50%, Pulver zum Einnehmen (Weleda)
Über 30 Minuten alle 5 Minuten 1 Messerspitze
Sehr bewährt in Verbindung mit einem kurzen, nicht zu warmen Lavendel-Entspannungsbad.

Erbrechen (siehe Übelkeit S. 080)

Fehlende Zentrierung der Wehen
(siehe Zervixdystokie S. 087)

Frustrane Wehentätigkeit
(siehe Beginnende, erschöpfende Wehentätigkeit
ohne Zervixwirksamkeit (S. 067)

Geburtseinleitung

(siehe Vorzeitiger Blasensprung S. 084 und Wehenschwäche S. 085)

Hämorrhoiden

Nach der Geburt sichtbar gewordene Hämorrhoiden:
Anregung von Struktur- und Heilungsprozessen, innerlich
Hämorrhoidalzäpfchen (Weleda)
2 Zäpfchen direkt nach der Geburt in den Mastdarm einführen.

In Verbindung mit:

Anregung von Struktur- und Heilungsprozessen, äußerlich
Hamamelis comp., Salbe (Weleda)
Als Salbenkompresse (siehe Anhang S. 160)
direkt nach der Geburt auflegen.

Kalte Füße

Anregung der Durchblutung in den Kapillargefäßen
Cuprum metallicum praeparatum 0,4%, Ölige Einreibung (Weleda)
Fußmassage, anschließend mit Wärmflasche und warmen Wollsocken nachwärmen.

Kopflastigkeit (siehe auch zu Beginn des Kapitels „Geburt"
S. 062 oder Überwachheit im Kapitel „Schwangerschaft" S. 052)

V = Verschreibungspflichtig

Kreislaufregulation Kind

Wie auf Seite 143 beschrieben, liegt die Wirkungsweise der anthroposophischen Heilmittel in der Überwindung der Substanzen, die der Organismus mit dem Heilmittel aufgenommen hat. Über die Mutter gibt es so bereits Therapiemöglichkeiten für ein ungeborenes Kind. Bei der Anwendung von Cardiodoron® unter der Geburt kann man dies besonders schön beobachten. Das Mittel zur Kreislaufregulation zeigt sehr gute Erfolge bei einem suspekten CTG. Unbedingt beachten: Hier steht immer die Sicherheit des Kindes im Vordergrund! Die Anwendung erfolgt in entscheidenden Situationen, beispielsweise wenn eine operative Geburtsbeendigung diskutiert und die Entwicklung des CTG noch beobachtet wird.

Bei suspektem CTG
- Eingeengt
- Leichte variable Dezelerationen
- Erholungsphase nach prolongierter Dezeleration
- Negative Zusatzkriterien bei guter MBU
- Wenige Akzelerationen

Cardiodoron®, 5%, Injektionslösung V (Weleda)
1 Ampulle subkutan in den Oberschenkel oder Oberarm injizieren.

Cardiodoron®, Dilution V (Weleda)
2-mal binnen 5 Minuten 20 Tropfen mit etwas Wasser einnehmen.

Aufgrund des Alkoholgehaltes enthält dieses Präparat eine Gegenanzeige in Schwangerschaft und Stillzeit. Wenn die Tropfen mit warmem Wasser aufgegossen werden, verfliegt jedoch ein Teil des Alkohols.

Kreislaufregulation Mutter

Hypotonie

Anregung des Kreislaufs

Rosmarin-Aktivierungsbad (Weleda)

Einreibungen der Arme und/oder Beine – anschließend kühl abspülen.

Koordination und Harmonisierung vegetativer Rhythmen

Aurum/Cardiodoron® comp., Dilution (Weleda)

Bis zu anderthalbstündlich 10 bis 15 Tropfen mit ein wenig Wasser verdünnt einnehmen.

Cardiodoron®, Dilution V (Weleda)

Bis zu anderthalbstündlich 20 Tropfen
mit ein wenig Wasser verdünnt einnehmen.

Auch in Verbindung mit:

Rosmarinus recens D4,
Flüssige Verdünnung (Apotheke an der Weleda)

1-mal 10 Tropfen mit ein wenig Wasser verdünnt einnehmen.

Rosmarinus – Rosmarin

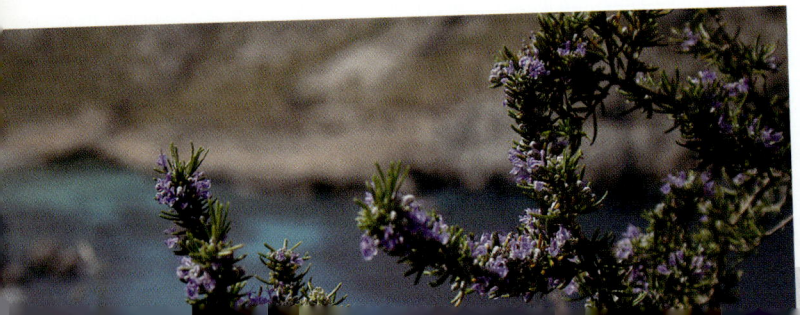

Geburt

Cardiodoron® 1%, Injektionslösung V (Weleda)
1 Ampulle subkutan in den Oberschenkel oder Oberarm injizieren.

Rosmarinus, Infusum 5%,
Flüssige Verdünnung zur Injektion (Weleda)
1 Ampulle subkutan in den Oberschenkel oder Oberarm injizieren.
(Gute Wirksamkeit in Verbindung – als Mischspritze – mit
Cardiodoron®, 1% Injektionslösung – brennt an der Einstichstelle!)

Harmonisierung der Herz-Kreislauf-Funktion
Primula Auro culta Rh D3, Wässrige Verdünnung (Weleda)
Bis zu stündlich 10 Tropfen

Neigung zu Kreislaufzentralisation
Veratrum e radice D6, Globuli velati (Wala)
Bis zu stündlich 5 bis 10 Globuli

Anregung des Organismus
Rosmarin-Aktivierungsbad (Weleda)
1 Verschlusskappe auf eine Waschschüssel/Waschbecken
Hohe Armbäder/Abwaschungen   >>

V = Verschreibungspflichtig

Hypertonie

In der Geburtshilfe bedarf die anthroposophische Therapie von Hypertonie einer schulmedizinischen Abklärung und gegebenenfalls auch einer solchen Therapie. Die hier genannten Präparate sind als Ergänzung möglich und zeigen in Kombination mit Antihypertonika sehr gute Therapieerfolge. In manchen Fällen sind sie jedoch auch alleine ausreichend.

Entspannung von krampfartigen Zuständen u.a. von Gefäßen und Hohlorganen

Belladonna Rh D4, Wässrige Verdünnung (Weleda)
Bis zu stündlich 20 Tropfen

Belladonna Rh D4, Flüssige Verdünnung zur Injektion (Weleda)
1 ml subkutan in den Oberschenkel injizieren,
bei Bedarf stündlich wiederholen.

Olivenit D6, Verreibung (Weleda)
Stündlich 1 Messerspitze

Atropa Belladonna – Tollkirsche

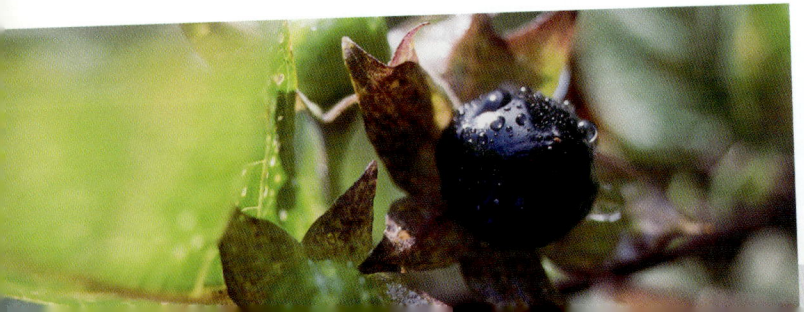

Akut

Olivenit D6, Flüssige Verdünnung zur Injektion (Weleda)

Drei- bis vierstündlich 1 Ampulle subkutan in den Oberschenkel oder Oberarm injizieren.

Bei körperlicher und seelischer Anspannung

Bryophyllum 5%, Injektionslösung, 10 ml (Weleda)

1 Ampulle langsam intravenös injizieren, bei Bedarf stündlich wiederholen.

Nahtversorgung

Anregung und Harmonisierung von Stoffwechsel- und Formprozessen u.a. bei Gewebsschäden

Arnika-Gelee, Gel (Weleda)

Gelkompresse (siehe Anhang S. 161) direkt nach der Naht auflegen; kann bei Bedarf bis zu 6-mal am Tag wiederholt werden.

Placentaretention

Harmonisierung von Bewegungsabläufen u.a. der glatten Muskulatur

Tabacum Cupro cultum Rh D3, Flüssige Verdünnung zur Injektion (Weleda)

1 Ampulle subkutan in den Bauch injizieren.

Primäre Wehenschwäche (siehe Wehenschwäche S. 085)

Rigides Damm-/Scheidengewebe

Anregung der Durchblutung in den Kapillargefäßen

Cuprum metallicum praeparatum 0,4%, Ölige Einreibung
oder
Cuprum metallicum praeparatum 0,4 %, Salbe (Weleda)
Einmassieren des Damm- und/oder Scheidengewebes
in der Austreibungsphase

Damm-Massageöl (Weleda)
Einmassieren des Damm- und/oder Scheidengewebes
in der Austreibungsphase

Rückenschmerzen

Anregung des Wärmeorganismus bei schmerzhaften Verspannungen und Gelenkbeschwerden

Aconit Schmerzöl, Ölige Einreibung (Wala)
3 ml Öl auf den schmerzenden Bereich einreiben, mit Wärmflasche und Wolltuch nachwärmen; bei Bedarf wiederholen.

Anregung von Stoffwechselprozessen und Gewebsdurchblutung im Bewegungssystem
Arnica comp. / Cuprum, Ölige Einreibung (Weleda)
5 Tropfen auf den schmerzenden Bereich einreiben, mit Wärmflasche und Wolltuch nachwärmen; bei Bedarf wiederholen.

Nicht lokalisierbare, ziehende Schmerzen
Aconitum napellus Rh D6, Flüssige Verdünnung zur Injektion (Weleda)
1 Ampulle im Bereich der Schmerzen quaddeln oder subkutan in äußere Punkte der Michaelis-Raute injizieren.

Stechende Schmerzen
Rhus toxicodendron D4, Flüssige Verdünnung zur Inkjektion (Weleda)
1 Ampulle im Bereich der Schmerzen quaddeln oder subkutan in äußere Punkte der Michaelis-Raute injizieren.

Allgemein
Lavendel-Entspannungsbad (Weleda)
2 bis 3 Verschlusskappen auf 1 Vollbad

Schmerzhafte Wehentätigkeit

Entspannung der hyperaktiven Uterusmuskulatur

Bryophyllum 50%, Pulver zum Einnehmen (Weleda)
viertelstündlich bis zu nach jeder Wehe 1 Messerspitze

Bryophyllum 5%, Injektionslösung, 10 ml (Weleda)
Bis zu stündlich 1 Ampulle intravenös injizieren.

Belladonna comp., Suppositorien (Wala)
1 bis 2 Zäpfchen in den Mastdarm einführen.

Ammi visnaga comp., Suppositorien V (Wala)
Bis zu zweistündlich ein Zäpfchen. in den Mastdarm einführen.

Lavendel-Entspannungsbad (Weleda)
2 bis 3 Verschlusskappen auf 1 Vollbad

Chamomilla – Echte Kamille

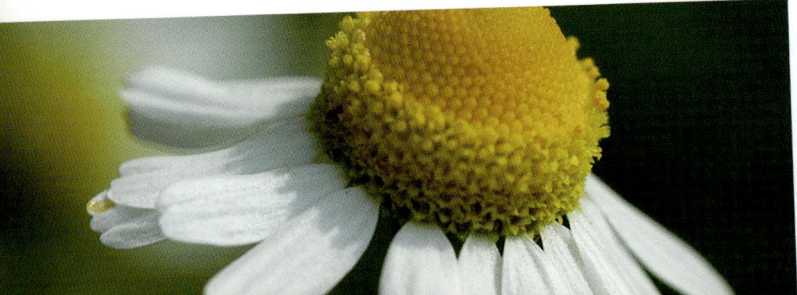

Sekundäre Wehenschwäche
(siehe Wehenschwäche S. 085)

Straffe Zervix (siehe Zervixdystokie S. 087)

Straffer Muttermund (siehe Zervixdystokie S. 087)

Tachysystolie

Entspannung der Uterusmuskulatur
Bryophyllum 5%, Injektionslösung, 10 ml (Weleda)
3-mal bis zu viertelstündlich 1 Ampulle intravenös injizieren oder Infusion mit 10 Ampullen auf 900 ml Basislösung (Ringer, Tutofusin ...) zunächst zügig, bei Besserung langsamer infundieren.

Lavendel-Entspannungsbad (Weleda)
2 bis 3 Verschlusskappen auf 1 Vollbad

Tief sitzende Plazenta (siehe Zeichnungsblutung S. 086)

V = Verschreibungspflichtig

Übelkeit / Erbrechen

Anregung der Durchblutung der Verdauungsorgane
Gentiana lutea Rh 5%, Mischung (Weleda)
1-mal 10 Tropfen, bei Bedarf halbstündlich wiederholen.

Herabsetzung der Selbstwahrnehmung von Organtätigkeiten
Nux vomica D6, Flüssige Verdünnung (Weleda)
1-mal 10 Tropfen, bei Bedarf halbstündlich wiederholen.

Übelkeit und zusätzlicher Schwindel
Aurum Valeriana, Globuli velati (Wala)
1-mal 15 Globuli, bei Bedarf halbstündlich wiederholen.

Kontinuierliche Übelkeit und allgemeine Erschöpfung
Nausyn®, Tabletten (Weleda)
1-mal 1 Tablette, bei Bedarf dreistündlich wiederholen.

V = Verschreibungspflichtig

Unkoordinierte Wehentätigkeit

Entspannung der Uterusmuskulatur
Bryophyllum 5%, Injektionslösung, 10 ml (Weleda)
1-mal 1 Ampulle intravenös injizieren oder Kurzinfusion mit
5 Ampullen auf 500 ml Basislösung (Ringer, Tutofusin ...)
langsam infundieren.

Bryophyllum 50%, Pulver zum Einnehmen (Weleda)
Bis zur Koordination nach jeder Wehe 1 Messerspitze

Ammi visnaga comp., Suppositorien V (Wala)
Bis zu zweistündlich ein Zäpfchen in den Mastdarm einführen.

Harmonisierung vegetativer Rhythmen
Cardiodoron®, Dilution V (Weleda)
20 Tropfen auf ein Glas Wasser – nach jeder Wehe
einen kleinen Schluck nehmen.

Krampfartige Zustände u.a. in den Organen des kleinen Beckens
Melissa Cupro culta Rh D3, Flüssige Verdünnung zur Injektion (Weleda)
gemeinsam mit
Pulsatilla vulgaris D30, Flüssige Verdünnung zur Injektion (Weleda)
als Mischspritze aufziehen und bis zu stündlich 1 ml subkutan injizieren.

Lavendel-Entspannungsbad (Weleda)
2 bis 3 Verschlusskappen auf 1 Vollbad

Unruhezustände

Körperliche und seelische Entspannung der Frau

Bryophyllum D5/Conchae D7 aa, Flüssige Verdünnung zur Injektion, 10 ml (Weleda)

Bis zu stündlich 1 Ampulle langsam intravenös injizieren.

Bryophyllum 50%, Pulver zum Einnehmen (Weleda)
gemeinsam mit
Conchae D6, Verreibung (Weleda)

Bis zu vietelstündlich 1 Messerspitze

Nervöse Unruhe

Avena sativa comp., Streukügelchen (Weleda)

15 Streukügelchen, kann bis zu stündlich wiederholt werden.

Avena sativa – Hafer

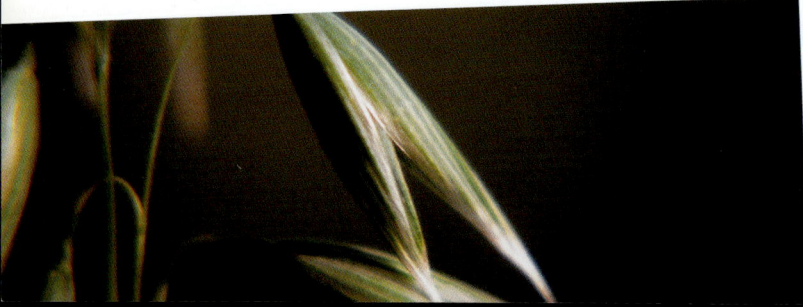

Unruhe- und Erregungszustände
Chamomilla Cupro culta, Radix Rh D2,
Flüssige Verdünnung zur Injektion (Weleda)
1-mal 1 Ampulle subkutan in den Oberschenkel injizieren,
bis zu stündlich wiederholen.
Oder:
Chamomilla Cupro culta, Radix Rh D3,
Wässrige Verdünnung (Weleda)
Bis zu halbstündlich 20 Tropfen

Lavendel-Entspannungsbad (Weleda)
2 bis 3 Verschlusskappen auf 1 Vollbad

Aurum / Lavandula comp., Salbe (Weleda)
Rhythmische Einreibung der Arme oder Beine

Vakuum-Marke beim Kind

Anregung und Harmonisierung von Stoffwechsel- und Formprozessen u.a. bei Gewebsschäden und stumpfen Verletzungen aller Art; schmerzstillend
Arnika-Salbe 10%, Salbe (Weleda)
Salbenkompresse (siehe Anhang S. 160) direkt nach der Geburt auflegen (kann bis zum deutlichen Abheilen des Hämatoms mehrmals täglich wiederholt werden).

Vorzeitiger Blasensprung

Infektionsprophylaxe
Argentum D30 / Echinacea D6 aa,
Flüssige Verdünnung zur Injektion (Weleda)
2-mal täglich 1 Ampulle subkutan in den Oberschenkel injizieren.

Calendula-Essenz, Tinktur zum äußerlichen Gebrauch (Weleda)
5 Esslöffel auf 1 l Wasser; äußerliche Spülungen der Vagina
nach jedem Toilettengang.

Anregung der Wehentätigkeit (Strukturierung von Gewebsprozessen bei Abgrenzungsstörungen) – wirkt nur bei vorzeitigem Blasensprung!
Quarz D12, Verreibung (Weleda)
5-mal halbstündlich 1 Messerspitze – 2 Stunden Pause – nochmals
5-mal halbstündlich. 1 Messerspitze.
In der Regel kommt es bei dem zweiten Zyklus zum Einsetzen
der Wehentätigkeit.

Hyoscyamus – Bilsenkraut

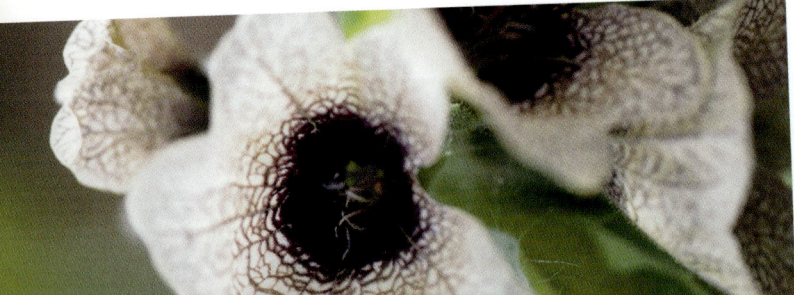

Wehenschwäche (primär/sekundär)

Primär
Anregung der Wehentätigkeit

Rosmarin-Aktivierungsbad (Weleda)
2 bis 3 Verschlusskappen auf 1 Vollbad, nicht wärmer als 37,5 °C

Oleum aethereum Rosmarini 10%, Ölige Einreibung (Weleda)
Bauchmassage in kreisenden Bewegungen

Berberis Fructus Rh D3, Flüssige Verdünnung zur Injektion (Weleda)
1 ml subkutan verteilt auf beide Waden injizieren.

Cimicifuga comp., Dilution (Weleda)
Stündlich 10 Tropfen, über 4 bis 6 Stunden

Sekundär
Anregung der Wehentätigkeit

Rosmarin-Aktivierungsbad (Weleda)
2 bis 3 Verschlusskappen auf 1 Vollbad, nicht wärmer als 37,5 °C

Kalium carbonicum D6, Flüssige Verdünnung zur Injektion (Weleda)
1-mal 1 Ampulle subkutan in den Oberschenkel injizieren,
bis zu stündlich wiederholen.
Oder:
Kalium carbonicum D6, Flüssige Verdünnung (Weleda)
Halbstündlich 10 Tropfen   >>

Oleum aethereum Rosmarini 10%, Ölige Einreibung (Weleda)
Bauchmassage in kreisenden Bewegungen

Ut-Öl, Massageöl (IS, Bahnhofs-Apotheke)
Bauchmassage in kreisenden Bewegungen

Cuprum metallicum praeparatum 0,4%, Ölige Einreibung (Weleda)
Fußmassage, anschließend mit Wärmflasche und warmen Wollsocken nachwärmen.

Pulsatilla vulgaris D30, Flüssige Verdünnung (Weleda)
Halbstündlich 10 Tropfen

Wehensturm (siehe Tachysystolie S. 079)

Zeichnungsblutung (verstärkt) / tief sitzende Plazenta

Strukturgebend und gerinnungsfördernd (siehe S. 022)
Marmor D6 / Stibium D6 aa, Mischung aus Verreibungen (Weleda)
Bis zu viertelstündlich 1 Messerspitze

Marmor D6/Stibium D6 aa, Flüssige Verdünnung zur Injektion,
1 ml (Weleda)
Bis zu zweistündlich 1 Ampulle subkutan in den
Oberschenkel injizieren.

Marmor D6/Stibium D6 aa, Flüssige Verdünnung zur Injektion,
10 ml (Weleda)
Infusion mit 10 Ampullen auf 900 ml Basislösung
(Ringer, Tutofusin…) langsam infundieren.

Zervixdystokie

Sehr gut wirken hier Bryophyllum und Conchae als Einzel- oder Kombinationspräparate. Sie haben sie zu Beginn dieses Kapitels (S. 062) bereits kennengelernt. Bei sehr straffem Muttermund ist über eine kurze Zeit auch eine häufige Gabe der Präparate möglich beispielsweise nach jeder Wehe eine Messerspitze eines oder beider Pulver oder eine Kurzinfusion mit den Injektionslösungen (Infusion: siehe Tachysystolie S. 078)

Allgemein:
Lavendel-Entspannungsbad (Weleda)
2 bis 3 Verschlusskappen auf 1 Vollbad   >>

Muttermund straff, dünnsaumig

Chamomilla Cupro culta, Radix Rh D2, Flüssige Verdünnung zur Injektion (Weleda)

1-mal 1 Ampulle subkutan in den Oberschenkel injizieren, bis zu stündlich wiederholen.

Oder:

Chamomilla Cupro culta, Radix Rh D3, Wässrige Verdünnung (Weleda)

Bis zu halbstündlich 20 Tropfen

Muttermud öffnet sich über lange Zeit nicht, verändert seine Konsistenz von weich bis rigide, Wehen sind krampfartig

Magnesium phosphoricum acidum D6, Flüssige Verdünnung zur Injektion (Weleda)

1-mal 1 Ampulle subkutan in den Oberschenkel injizieren, bis zu stündlich wiederholen.

Oder:

Magnesium phosphoricum acidum D6, Flüssige Verdünnung (Weleda)

Bis zu halbstündlich 20 Tropfen

Rigider straffer Muttermund

Gelsemium, ethanol. Decoctum D4, Flüssige Verdünnung zur Injektion (Weleda)

1-mal 1 Ampulle subkutan in den Oberschenkel injizieren, bis zu stündlich wiederholen.

Oder:

Geburt

Gelsemium, ethanol. Decoctum D6, Flüssige Verdünnung (Weleda)
2-mal 10 Tropfen in 30 Minuten bei guter Wirkungsweise
stündlich wiederholen.

Straffer Muttermund bei insgesamt straffem umliegendem Gewebe

Belladonna comp., Suppositorien (Wala)
1 bis 2 Zäpfchen in den Mastdarm einführen.

Vespa crabro D6, Flüssige Verdünnung zur Injektion (Weleda)
(Cave bei Bienenallergie! Hier ist Vespa Crabro = Hornisse enthalten)
1-mal 1 Ampulle subkutan in den Oberschenkel injizieren,
bis zu zweistündlich wiederholen.

Cuprum metallicum praeparatum 0,4%, Ölige Einreibung (Weleda)
Vor der vaginalen Untersuchung einige Tropfen auf den
Untersuchungshandschuh geben.
(Siehe auch Rigides Dammgewebe S. 076)

Erschlaffte Zervix, fehlende Zentrierung der Wehen

Kalium carbonicum D6, Flüssige Verdünnung zur Injektion (Weleda)
1-mal 1 Ampulle subkutan in den Oberschenkel injizieren,
bis zu stündlich wiederholen.
Oder:
Kalium carbonicum D6, Flüssige Verdünnung (Weleda)
3-mal vietelstündlich 10 Tropfen

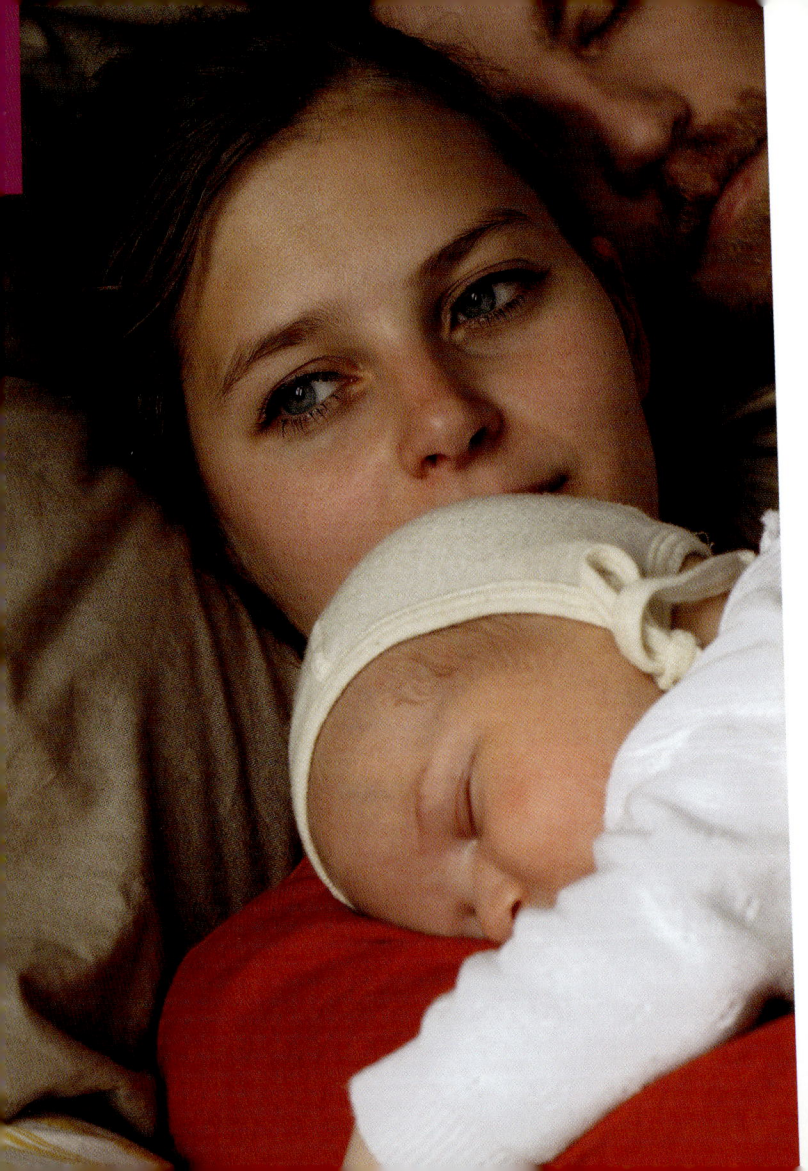

# Heilmittel im Wochenbett

Anämie (Weiterführende Informationen zur Behandlung auf S. 018 im Kapitel „Schwangerschaft")

Anregung des Eisenstoffwechsels
Ferrum ustum comp., Pulver (Weleda)
3-mal täglich 1 Messerspitze

Ausgeprägte Anämie, Anämie mit einhergehenden Kopfschmerzen
Ferrum-Quarz-Kapseln, Hartkapseln (Weleda)
3-mal täglich 1 Kapsel nach dem Essen

Anregung der Eisenverwertung
Anaemodoron®, Dilution (Weleda)
3-mal täglich 20 Tropfen vor dem Essen

Gleichzeitige Zufuhr von Vitamin C
Ein sehr gut geeigneter, natürlicher Vitamin-C-Lieferant in der Stillzeit ist der Saft von Sanddornbeeren. Seine vitaminhaltigen Fruchtsäuren sind in Fettsäuren eingebettet. So reagieren Babys nicht mit einem wunden Popo, wie es beim mütterlichen Genuss von Zitrusfrüchten oft der Fall ist.

Daher pur oder mit Wasser oder Joghurt gemischt einnehmen:
Sanddorn-Ursaft (Weleda)
3-mal täglich 1 Teelöffel
oder
Sanddorn-Elixier (Weleda)
3-mal täglich 1 Esslöffel

Wochenbett

Dammnaht (siehe auch Sectionaht S. 103)

Anregung der Wundheilungsvorgänge

Arnika, Planta tota Rh D4, Wässrige Verdünnung (Weleda),
3-mal täglich 10 Tropfen

Calendula Essenz, Tinktur zum äußerlichen Gebrauch (Weleda)
5 Esslöffel auf 1 l abgekochtes Wasser; äußerliche Spülungen nach jedem Toilettengang.

Arnika-Gelee, Gel (Weleda)
Kompresse mit tiefgekühltem Gel direkt nach der Geburt auflegen; kann bei Bedarf bis zu 6-mal täglich wiederholt werden.
(Gelkompresse siehe Anhang S. 161)

Wundheilungsstörungen

Calendula 20%/Echinacea 1%, Tinktur zum äußerlichen Gebrauch (Weleda)
5 Esslöffel auf 1 l abgekochtes Wasser;
äußerliche Spülungen nach jedem Toilettengang.

Oder:
Verdünnung 1:4 (1 Teil Tinktur auf 3 Teile abgekochtes Wasser) – mehrere Kompressen (10 x 10 cm) mit Mischung tränken, in ein sauberes tiefkühlgeeignetes Gefäß (z.B. Kunststoffbox) legen und im Tiefkühlfach aufbewahren. Nach jedem Toilettengang eine frische Kompresse auflegen.

Entzündliche Prozesse
Quarz 0,4 %, Gel (Weleda)
3-mal täglich Gelkompresse im Wechsel mit
Calendula/Echinacea-Kompressen (s. o.) auflegen.

Quercus, ethanol. Decoctum 20%, Tinktur zum äußerlichen
Gebrauch (Weleda)
5 Esslöffel auf 1 l abgekochtes Wasser;
äußerliche Spülungen nach jedem Toilettengang.

Entzündungen (siehe Puerperalfieber S. 102)

Erschöpfung

Nervöse Erschöpfung, Angst und Unruhezustände, depressive Verstimmungen (evtl. mit einhergehenden Kopfschmerzen)
Neurodoron®, Tabletten (Weleda)
3- bis 4-mal täglich 1 Tablette

Aufbaukalk 1 und 2, Pulver (Weleda)
Morgens 1 Messerspitze Aufbaukalk 1,
abends 1 Messerspitze Aufbaukalk 2

Anregung des Aufbaustoffwechsels
Nervennahrung, Medizinischer Honig (Wala)
2-mal täglich 1 Teelöffel in lauwarmem Wasser

Belebung des Organismus
Aufbaukalk 1 und 2, Pulver (Weleda)
Morgens 1 Messerspitze Aufbaukalk 1,
abends 1 Messerspitze Aufbaukalk 2

Vier Beeren-Elixier (Weleda)
3-mal täglich 1 Teelöffel in Wasser, Tee, Joghurt ...

Rosmarin-Aktivierungsbad (Weleda)
1 Verschlusskappe auf eine Waschschüssel/Waschbecken.
Gute Erfahrungen habe ich mit sogenannten hohen Armbädern
und Abwaschungen gemacht. Die Bademilch kann auch pur
aufgetragen werden. Dann ein paar Minuten einwirken lassen
und anschließend mit kühlem Wasser abspülen.

Citrus-Erfrischungsbad (Weleda)
1 Verschlusskappe auf eine Waschschüssel/3 Verschlusskappen
auf ein Vollbad; Abwaschungen oder kurze Vollbäder.

Vitalisierung und Stärkung des Organismus
Sanddorn-Elixier (Weleda)
3-mal täglich 1 Teelöffel in Wasser, Tee, Joghurt ...

Hämorrhoiden

Anregung von Struktur- und Heilungsprozessen, innerlich

Hämorrhoidalzäpfchen (Weleda)

2-mal täglich nach Stuhlentleerung und abends vor dem Schlafengehen in den Mastdarm einführen.

Zur Anwendung der bewährten, gut wirksamen Zäpfchen gibt es nach Auskunft der Weleda AG bis heute keine Meldungen über unerwünschte Nebenwirkungen. Trotzdem enthalten sie seit 2006 aufgrund des Stibium-(Antimon-)Gehalts eine Gegenanzeige in Schwangerschaft und Stillzeit im Beipackzettel. Das bedeutet nicht automatisch, dass es sich um ein gefährdendes Präparat handelt. Die Anwendung liegt daher in der therapeutischen Freiheit von Hebammen und Ärzten.

Anregung von Struktur- und Heilungsprozessen, äußerlich

Hamamelis comp., Salbe (Weleda)

Mehrmals täglich als Salbenkompresse auflegen
(siehe Anhang S. 160)

Strukturförderung

Hirudo comp., Globuli velati (Wala)

2-mal täglich 10 bis 15 Globuli

Allgemeine Bindegewebsschwäche

Senecio comp., Globuli velati (Wala)

1- bis 3-mal täglich 5 bis 10 Globuli

Harnverhalt

Ein Harnverhalt post partum kann durch Ödeme im Urogenitalbereich, aber auch durch körperliche und seelische Anspannung nach der Geburt ausgelöst werden. Kann eine Frau trotz reichlicher Flüssigkeitsaufnahme sechs Stunden nach der Geburt immer noch nicht Wasser lassen, sollte man die Behandlung rasch beginnen, sonst wird Katheterisieren unumgänglich.

Seelische und allgemein körperliche Entspannung
Conchae D6, Verreibung (Weleda)
gemeinsam mit
Bryophyllum 50%, Pulver zum Einnehmen (Weleda)
Viertelstündlich Stündlich 1 Messerspitze

Chamomilla Cupro culta, Radix Rh D3, Wässrige Verdünnung (Weleda)
Zweistündlich 10 Tropfen

Reflektorischer Harnverhalt
Millefolium, Folium 10%, Salbe (Apotheke an der Weleda)
Angewärmte Salbenkompresse auf die Blase auflegen
(siehe Anhang S. 160).

Lochialstau

Anregung der Uterusmotilität
Berberis, Fructus Rh D2, Flüssige Verdünnung zur Injektion (Weleda)
2-mal täglich 1 Ampulle subkutan
auf beide Waden verteilt injizieren.

Berberis/Mercurialis perennis, Salbe (Apotheke an der Weleda)
2-mal täglich Baucheinreibung

Bei noch hochstehendem Uterus zusätzlich
Ustilago maydis D4, Tabletten (DHU-Arzneimittel)
3-mal täglich 1 Tablette

Müdigkeit (siehe Erschöpfung S. 094)

Betula alba – Birke

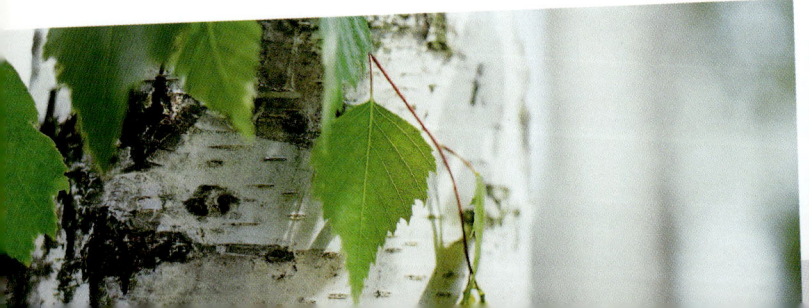

Nachwehen

Krampfartige Beschwerden, einhergehende Blähungen
Chamomilla, Radix 2%, Tabletten (Weleda)
3- bis 5-mal täglich 1 bis 2 Tabletten

Krampfartige Beschwerden mit einhergehender Unruhe
Chamomilla Cupro culta, Radix Rh D3, Wässrige Verdünnung (Weleda)
3- bis 5-mal täglich 15 Tropfen

Krampfartige Beschwerden
Ammi visnaga comp., Suppositorien V (Wala)
Bis zu 3-mal täglich 1 Zäpfchen in den Mastdarm einführen.

Starke, krampfartige Beschwerden (Mehrgebärende, Mehrlingsmütter)
Tulipa e planta tota D6, Flüssige Verdünnung zur Injektion (Wala)
3- bis 5-mal täglich 1 Ampulle subkutan in den Oberschenkel oder Bauch injizieren.

Anregung des Wärmeorganismus / schmerzlindernd
Cuprum metallicum praeparatum 0,4%, Ölige Einreibung (Weleda)
Mehrmals täglich warme Ölkompresse auflegen
(siehe Anhang S. 160)

V = Verschreibungspflichtig

Nervosität

Nervöse Unruhe

Avena sativa comp., Streukügelchen (Weleda)
1- bis 2-mal täglich 15 Streukügelchen

Aurum / Lavandula comp., Salbe (Weleda)
2- bis 3-mal täglich Herzsalbenkompressen
(siehe Anhang S. 160)

Passiflora Nerventonikum, Sirup (Wala)
1 bis 3 Teelöffel vor dem Schlafengehen mit etwas Wasser
verdünnt einnehmen.

**Angst- / Unruhezustände, nervöse Erschöpfung,
depressive Verstimmungen**

Neurodoron®, Tabletten (Weleda)
3- bis 4-mal täglich 1 Tablette

Passioflora – Passionsblume

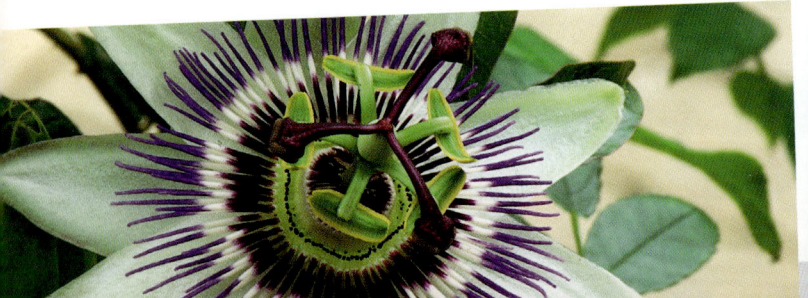

Unruhe, Erregungszustände und/oder Einschlafstörungen
Bryophyllum D5/Conchae D7 aa, Injektionslösung, 1 ml (Weleda)
1-mal täglich subkutan zwischen die Schulterblätter injizieren.

Innere Ängste/Vertrauensverlust in die eigene Körperlichkeit
Bryophyllum Argento cultum Rh D3, Wässrige Verdünnung (Weleda)
3-mal täglich 10 Tropfen

Obstipation

Harmonisierung des Stoffwechselsystems
Carpellum Mali comp., Mischung aus Verreibungen (Weleda)
1- bis 3-mal täglich 1 bis 2 Messerspitzen

Anregung der peptischen Ab- und Aufbauprozesse
Cichorium Rh D6, Wässrige Verdünnung (Weleda)
1- bis 3-mal täglich 10 bis 15 Tropfen

Anregung des Wärmeorganismus
Cuprum metallicum praeparatum 0,4%, Ölige Einreibung (Weleda)
1- bis 2-mal täglich 5 bis 8 Tropfen angewärmtes Öl im Uhrzeigersinn auf dem Bauch einreiben und zum linken Oberschenkel hin ausstreichen.

Puerperalfieber

Bestehende Infektion bis zur vollständigen Abheilung

Argentum D30 / Echinacea D6 aa, Flüssige Verdünnung zur Injektion (Weleda)

2-mal täglich 1 Ampulle subcutan in den Oberschenkel injizieren.

Erysidoron® 1, Mischung V (Weleda)

Im akuten Stadium bis zu stündlich 5 bis 10 Tropfen.
Im Stadium der Besserung bis zur Abheilung 3-mal täglich 5 bis 10 Tropfen.

Chronische, immer wiederkehrende Entzündungen

Erysidoron® 2, Tabletten (Weleda)

Im akuten Stadium bis zu zweistündlich 1 Tablette im Wechsel mit zweistündlich Erysidoron® 1, 5 bis 10 Tropfen.
Im Stadium der Besserung bis zur Abheilung 3-mal täglich 1 Tablette im Wechsel mit Erysidoron® 1, 3-mal täglich 5 bis 10 Tropfen

Eitrige Entzündungsvorgänge

Lachesis comp., Globuli velati (Wala)

3- bis 6-mal täglich 5 bis 10 Globuli

Schlafstörungen (siehe Nervosität S. 100)

V = Verschreibungspflichtig

Sectionaht

Anregung der Wundheilungsvorgänge
Arnica, Planta tota Rh D4, Wässrige Verdünnung (Weleda)
3-mal täglich 10 Tropfen

Calendula-Essenz, Tinktur zum äußerlichen Gebrauch (Weleda)
Verdünnung 1 : 4 (1 Teil Tinktur auf 3 Teile abgekochtes Wasser).
Nach Entfernen des Pflasters 3- bis 5-mal täglich in verdünnter
Tinktur getränkte Kompressen auflegen.

Polygonatum officinale 5%, Salbe (Weleda)
1- bis 2-mal täglich ab dem 14. Tag nach Sectio seitlich der
Naht einmassieren.

Wundheilungsstörungen
Calendula 20%/Echinacea 1%, Tinktur zum äußerlichen
Gebrauch (Weleda)
Verdünnung 1 : 4 (1 Teil Tinktur auf 3 Teile abgekochtes Wasser).
3- bis 5-mal täglich in verdünnter Tinktur getränkte
Kompressen auflegen.

Schmerzende Naht, verzögerte Wundheilung
Calendula Wundsalbe, Salbe (Weleda)
Bei Bedarf ab dem 3. Tag nach Sectio seitlich der Naht
einmassieren.   >>

Offene / feuchte Nahtstellen
Quercus, ethanol. Decoctum 20%, Tinktur (Weleda)
Verdünnung 1 : 4 (1 Teil Tinktur auf 3 Teile abgekochtes Wasser).
3- bis 5-mal täglich in verdünnter Tinktur getränkte
Kompressen auflegen.

Entzündliche Prozesse, Strukturierung von Gewebsprozessen bei Abgrenzungsstörungen
Quarz 0,4 %, Gel (Weleda)
3-mal täglich Gelkompresse (siehe Anhang S. 161)
 im Wechsel mit Calendula-Kompressen (siehe S. 103) auflegen:

Narbenpflege
Quarz 10%, Salbe (Weleda)
Nach Entfernen der Klammern / Fäden 3-mal täglich einmassieren.

Narben Gel, Gel (Wala)
Nach Entfernen der Klammern /
Fäden 1- bis 2-mal täglich auftragen.

Polygonatum officinale 5%, Salbe (Weleda)
1- bis 2-mal täglich ab dem 14. Tag nach Sectio seitlich der
Naht einmassieren.

Wildrosen-Intensiv-Gesichtsöl, Ölkapseln (Weleda)
Nach Entfernen der Klammern / Fäden 3-mal täglich einmassieren.

Trockene Vaginalschleimhaut

Anregung der Wärmeorganisation im kleinen Becken, Regeneration der Vaginalflora

Majorana / Melissa, Vaginaltabletten (Weleda)
1-mal täglich über 10 Tage – abends tief in die Vagina einführen.

Durch die aufgelöste Tablette kommt es zu vermehrtem Ausfluss.

Bei sehr trockener Vaginalschleimhaut eignen sich sehr gut die
Majorana / Melissa Zäpfchen (Weleda),
da es sich um einen öligen Auszug der beiden Wirkstoffe handelt.

Verstopfung (siehe Obstipation S. 101)

Wundheilung im Wochenbett

Zur Anregung der allgemeinen Wundheilungsprozesse
empfiehlt sich die Einnahme von
Arnica, Planta tota Rh D6, Wässrige Verdünnung (Weleda)
3-mal täglich über vier Wochen.

Sind die Verletzungen offensichtlich, wirkt eine geringere Potenz besser (siehe Dammnaht S. 093, Sectionaht S. 103).

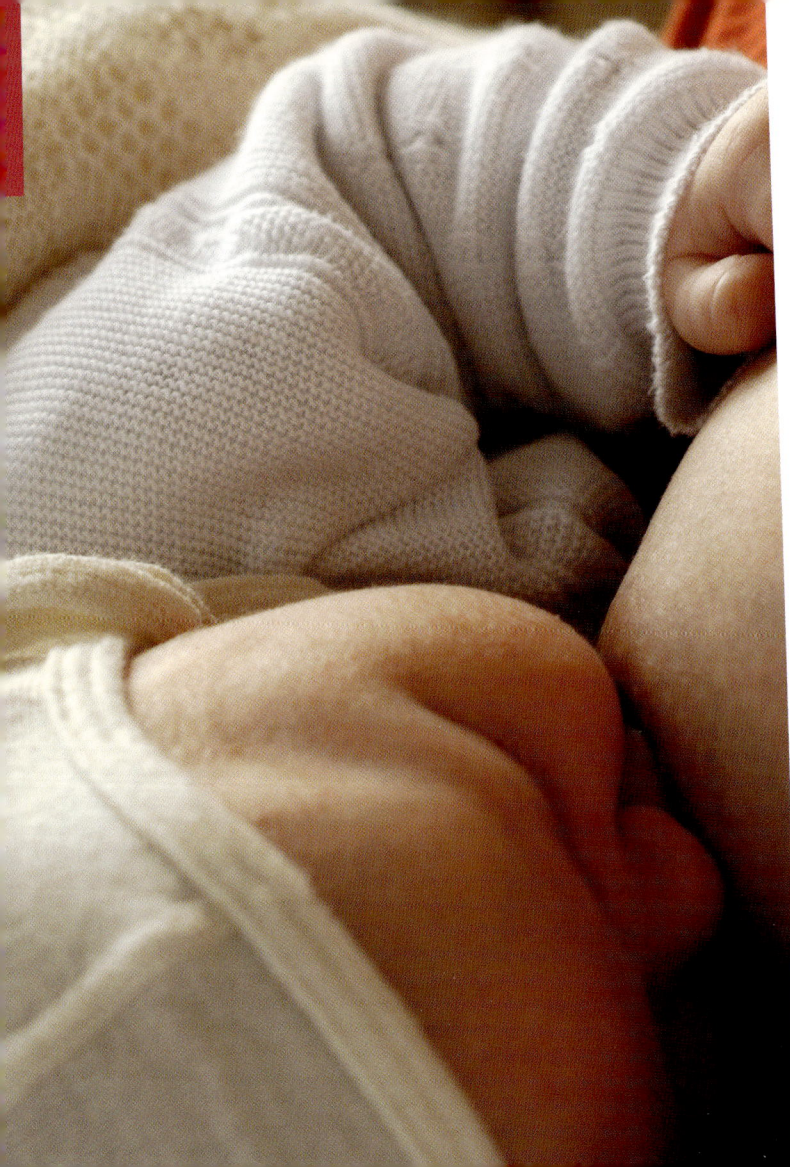

Heilmittel in der Stillzeit

Entspannung der Mutter (siehe Nervosität S. 046 und 100)

Hypogalaktie (siehe zusätzlich Laktationsförderung S. 111)

Anregung der Milchbildung

Milchbildungsöl, Ölige Einreibung (Weleda)
Die Brust nach jedem Stillen einölen und mit Woll-Stilleinlagen und/oder Woll-Unterwäsche gut nachwärmen.
Trägt man das Öl vor der Stillmahlzeit auf, wird der Milchfluss und dadurch die vollständige Entleerung der Brust unterstützt.

Phytolacca D30, Flüssige Verdünnung (Weleda)
3- bis 5-mal täglich 10 Tropfen

Argentum metallicum praeparatum 0,4%, Salbe (Weleda)
1- bis 2-mal täglich Brusteinreibung, Brustwarzen aussparen.

Argentum metallicum praeparatum D6, Verreibung (Weleda)
3-mal täglich 1 Messerspitze

Cimicifuga – Traubensilberkerze

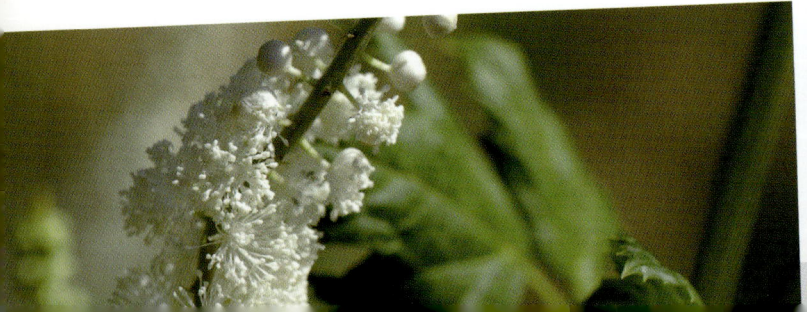

Stillzeit

Initiale Brustdrüsenschwellung

Abschwellung des Drüsengewebes, Vorbeugung von entzündlichen Prozessen
Mercurialis perennis 10%, Salbe (Weleda)

Gut helfen Salbenkompressen, die nach jedem Stillen über die ganze Brust gelegt werden. Nur die Brustwarze bleibt frei. Dazu eine 10-x-20-cm-Kompresse vollständig mit Salbe bestreichen und mit der Salbenseite direkt auf die Haut legen. Bis zur nächsten Stillmahlzeit dort ruhenlassen. Die Salbe ist nahezu geruchsneutral und wird vom Baby meist nicht wahrgenommen. Sollte ein Kind die Brust dennoch verweigern, kann man die Salbenreste mit warmem Wasser oder etwas Waschlotion abwaschen.

Leicht spannende Brüste
Venadoron®, Lotion (Weleda)
Nach jedem Stillen auftragen.

Mit Venadoron habe ich sehr gute Erfahrungen, auch bei beginnender Mastitis, gemacht. Es wirkt kühlend, lösend und entzündungshemmend und wird von den Frauen als sehr angenehm empfunden. Die fettfreie Lotion nur dünn auf die Brust (Brustwarze aussparen!) auftragen, keinesfalls einmassieren. Falls das Kind die Brust nicht gerne riecht und verweigert, Lotion mit warmem Wasser und etwas Waschlotion abwaschen.   >>

Anregung des Milchflusses, Lösen von Stauungen, Weiten der Milchgänge

Milchbildungsöl, Ölige Einreibung (Weleda)

Vor dem Stillen auf die Brust auftragen und ggf. partielle Stauungen während des Stillvorgangs ausmassieren.

Mangelnder Milchfluss

Gelsemium, ethanol. Decoctum D6, Flüssige Verdünnung (Weleda)

Bis zum guten Milchfluss zweistündlich 5 Tropfen in etwas Wasser verdünnt einnehmen.

Arnica montana – Bergwohlverleih

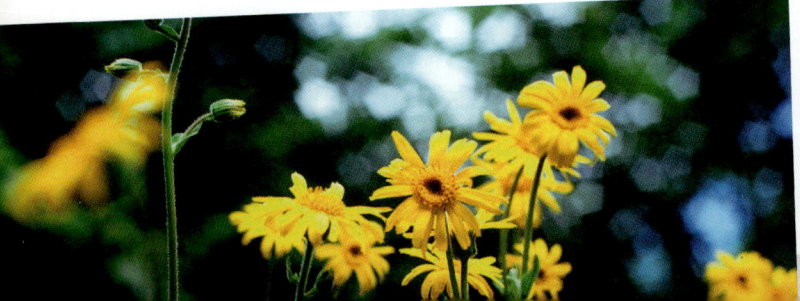

Laktationsförderung

Enspanntes Brust-(Drüsen-)Gewebe
Stillöl (Weleda)
Nach jedem Stillen Brust einmassieren.

Flüssigkeitsaufnahme mit milchbildenden Kräutern
Stilltee (Weleda)
3- bis 4-mal täglich 1 Tasse (ca. 200 ml)

Anregung des Milchflusses
Milchbildungsöl, Ölige Einreibung (Weleda)
Nach dem Stillen auf die Brust auftragen und mit Woll-/Seide-Stilleinlage warm halten.

Unterstützung der Laktationsförderung
Kastanien-Entlastungsbad (Weleda)
Mehrmals täglich hohe warme Armbäder.
Dazu eine Verschlusskappe der Essenz in das Wasser eines tiefen Waschbeckens oder einer tiefen Schüssel geben und jeweils einen Arm 3 bis 5 Minuten lang eintauchen und baden.

Mastitis

Die Behandlung der Mastitis gehört aufgrund ihrer Pathologie nach ca. 24 Stunden in die Betreuung eines Facharztes. Die hier angegebenen Arzneimittel eignen sich zur alleinigen oder zur ergänzenden Therapie.

Erysidoron® 1, Mischung V (Weleda)
Im akuten Stadium bis zu zweistündlich 5 bis 10 Tropfen.
Im Stadium der Besserung bis zur Abheilung 3-mal täglich 5 bis 10 Tropfen.

Anregung der Strukturierung u.a. bei akut entzündlichen Erkrankungen
Argentum metallicum praeparatum D20, Flüssige Verdünnung zur Injektion (Weleda)
2-mal täglich 1 Ampulle subkutan injizieren.
Oder:
Argentum metallicum praeparatum D6, Verreibung (Weleda)
5-mal täglich 1 Messerspitze

Hamamelis – Zaubernuss

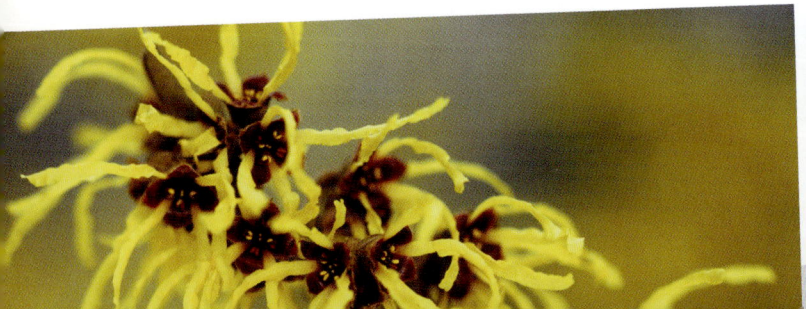

Stillzeit

Anregung des Milchflusses, Lösen von Stauungen, Weiten der Milchgänge
Milchbildungsöl, Ölige Einreibung (Weleda)
Vor dem Stillen auf die Brust auftragen und ggf. partielle Stauungen während des Stillvorgangs ausmassieren. Das Öl nach dem Stillen abwaschen und Venadoron® (Weleda) auf die Brust auftragen. Zusätzlich ist Bettruhe angezeigt.

Mangelnder Milchfluss
Gelsemium, ethanol. Decoctum D6, Flüssige Verdünnung (Weleda)
Bis zum guten Milchfluss zweistündlich 5 Tropfen in etwas Wasser verdünnt einnehmen.

Unterstützung des Milchflusses
Kastanien-Entlastungsbad (Weleda)
Mehrmals täglich hohe warme Armbäder. Dazu eine Verschlusskappe der Essenz in das Wasser eines tiefen Waschbeckens oder einer tiefen Schüssel geben und jeweils einen Arm 3 bis 5 Minuten lang eintauchen und baden.

Kühlend, lösend, entzündungshemmend
Venadoron®, (Weleda)
Nach jedem Stillen dünn auftragen – nicht einmassieren –, Brustwarze aussparen.   **>>**

V = Verschreibungspflichtig

Chronische, immer wiederkehrende Mastitis
Erysidoron® 2, Tabletten (Weleda)
Im akuten Stadium bis zu zweistündlich 1 Tablette im Wechsel mit zweistündlich Erysidoron® 1, 5 bis 10 Tropfen.
Im Stadium der Besserung bis zur Abheilung 3-mal täglich 1 Tablette im Wechsel mit Erysidoron® 1, 3-mal täglich 5 bis 10 Tropfen.

**Anregung der Selbstheilungskräfte der Brust
sowie des Milchflusses**
Mamma (dextra) Gl, Flüssige Verdünnung zur Injektion (Wala)
bzw.
Mamma (sinistra) Gl, Flüssige Verdünnung zur Injektion (Wala)
1-mal täglich in die entsprechende Brust
(dextra = rechts; sinistra = links) subkultan injizieren.

Meine guten Erfahrungen mit folgenden Mitteln besonders in der Begleittherapie der Mutter bei einer akuten aber auch chronischen oder wiederkehrenden Mastitis möchte ich hier gerne weitergeben. Auch die unter dem Abschnitt Nervosität (S. 046 Schwangerschaft, S. 100 Wochenbett) oder unter Überwachheit (S. 052 Schwangerschaft) beschriebenen Arzneimittel sind hier sicher hilfreich.

Loslassen fördern

Bryophyllum Rh D3, Wässrige Verdünnung (Weleda)
3-mal täglich 10 Tropfen

Innere Ängste / Vertrauensverlust in die eigene Körperlichkeit

Bryophyllum Argento cultum Rh D3, Wässrige Verdünnung (Weleda)
3-mal täglich 10 Tropfen

Milcheinschuss / Milchstau
(siehe Initiale Brustdrüsenschwellung S. 109)

Rhagaden

Leichte Rhagaden ohne entzündliche Prozesse
Wildrosen-Intensiv-Gesichtsöl, Ölkapseln (Weleda)
Nach jedem Stillen einen kleinen Tropfen auf der Brustwarze verteilen.

Heilsalbe (Weleda)
Nach dem Stillen dünn auf die Brustwarze auftragen.

Rissige, trockene Haut mit entzündlichen Prozessen, Strukturierung von Gewebsprozessen bei Abgrenzungsstörungen
Quarz 0,4%, Gel (Weleda)
Nach dem Stillen dünn auf die Brustwarze auftragen.

Rosa Mosqueta – Wildrose (Chile)

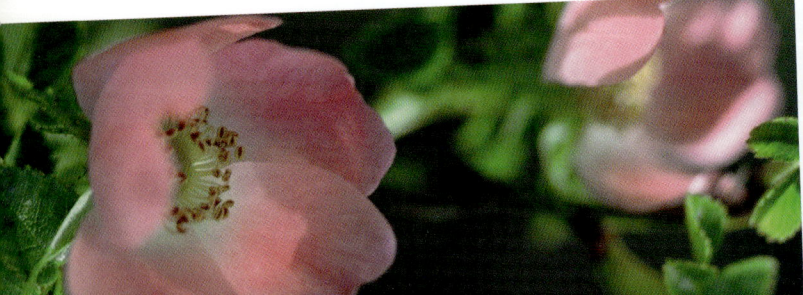

Stillzeit

Blutige, rissig-feuchte Haut, auch bei übelriechenden Wunden

Mercurialis perennis 20%, Tinktur zum äußerlichen Gebrauch (Weleda)

Nach jedem Stillen verdünnte Tinktur
(2 Teelöffel auf ¼ l abgekochtes Wasser) auftupfen,
ggf. kleine getränkte Kompressen auflegen.

Nässende, schmerzhafte Schrunden

Quercus, ethanol. Decoctum 20%, Tinktur zum äußerlichen Gebrauch (Weleda)

Nach jedem Stillen verdünnte Tinktur
(1 Esslöffel auf ¼ l abgekochtes Wasser) auftupfen,
ggf. kleine getränkte Kompressen auflegen.

Im Heilungsprozess befindliche Rhagaden und Schrunden

Heilsalbe (Weleda)

Nach dem Stillen dünn auf die Brustwarze auftragen.

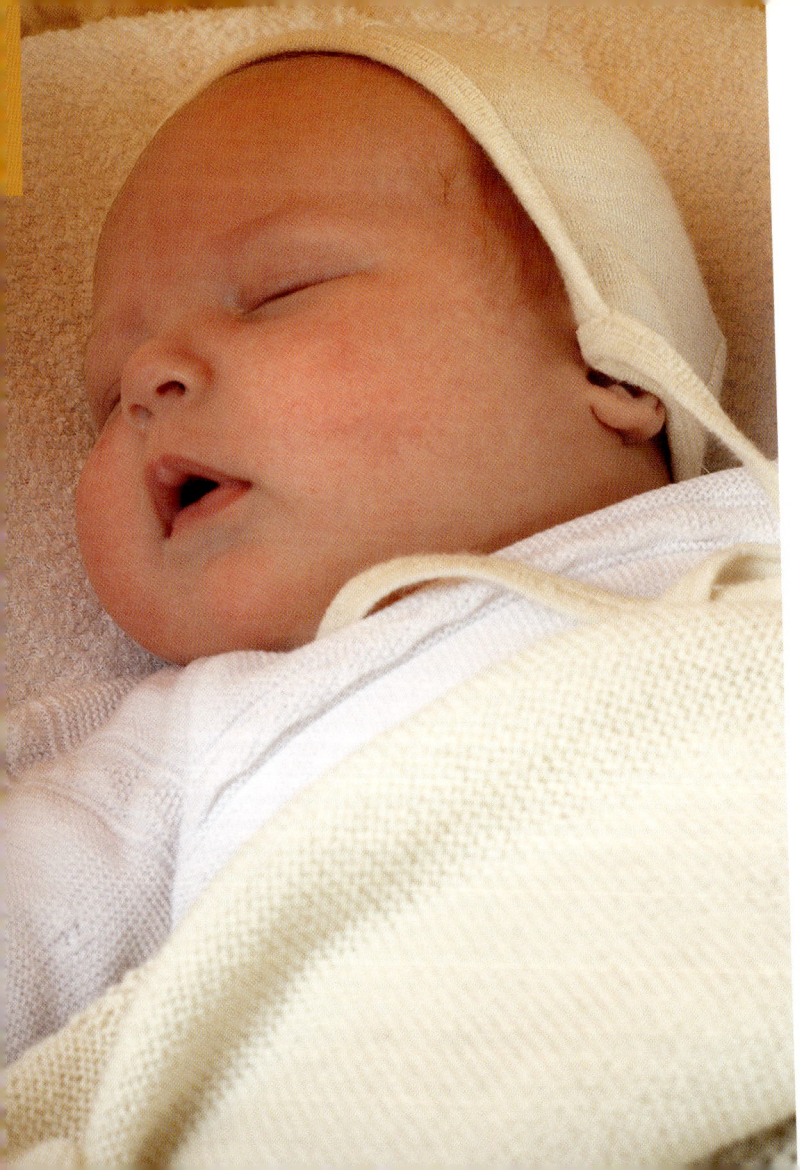

Heilmittel für
das Neugeborene

Augen

Sistierendes Lidödem
Euphrasia D3, Augentropfen (Weleda)
3-mal täglich 1 Tropfen in den Bindehautsack

Bindehautentzündung
Calendula D4, Augentropfen (Weleda)
3-mal täglich 1 Tropfen in den Bindehautsack

Blähungen / Koliken

Baby-Bäuchleinöl (Weleda)
1- bis 2-mal täglich zur Anregung der Darmmotilität und im Bedarfsfall Baucheinreibung im Uhrzeigersinn – ausstreichen zum linken Oberschenkel.

Cuprum metallicum praeparatum 0,1%, Salbe (Weleda)
Im Bedarfsfall Baucheinreibung im Uhrzeigersinn – ausstreichen zum linken Oberschenkel.

Oleum aetherum Melissae indicum 10%, Ölige Einreibung (Weleda)
Im Bedarfsfall Baucheinreibung mit 3 bis 5 Tropfen im Uhrzeigersinn – ausstreichen zum linken Oberschenkel.

Ein besonderer Tipp, der den geplagten Kleinen ebenfalls Erleichterung verschafft (wegen der eher anregenden Inhaltsstoffe bitte tagsüber anwenden): Das Milchbildungsöl (Weleda) eignet sich auch gut zur sanften Bauchmassage. Auszüge aus wärmender Arnica, austreibenden Birkenblättern, strukturierender Calendula, entblähendem Kümmel und beruhigendem Lavendel helfen dem kleinen Organismus. Der ferner enthaltene wärmende, aber auch aktivierende Rosmarin kann sensible Kinder schon einmal wach halten. Deswegen besser nicht vor der Schlafenszeit anwenden. Wenn Eltern im nächtlichen Akutfall nichts anderes im Haus haben und das Baby sowieso hellwach ist, spricht natürlich nichts gegen Milchbildungsöl. Übrigens ist eine Massage der Füßchen oftmals auch hilfreich.

Carum carvi, Zäpfchen (Weleda)
1- bis 2-mal täglich ½ Zäpfchen in den Mastdarm einführen.

Carbo Betulae D6, Verreibung (Weleda)
1- bis 3-mal täglich 1 Messerspitze in Muttermilch
oder Tee auflösen.

Einhergehende Verdauungsbeschwerden
Chamomilla, Radix 2%, Tabletten (Weleda)
3-mal täglich ½ Tablette

Husten

Lavendelöl 10%, Ölige Einreibung (Weleda)
Brustwickel (Anleitung siehe Anhang S. 161)

Hyperbilirubinämie

Anregung von Stoffwechselprozessen
Chelidonium Rh D3, Wässrige Verdünnung (Weleda)
Bei jeder Mahlzeit 5 Tropfen

Anregung der Stoffwechseltätigkeit im Leber-Galle-System
Taraxacum Stanno cultum Rh D3, Wässrige Verdünnung (Weleda)
2-mal täglich 20 Tropfen auf die Haut in der Lebergegend träufeln und leicht einreiben.

Ferrum metallicum 0,4%, Salbe (Weleda)
Ca. 1 cm Salbenstrang in der Lebergegend einreiben.

Taraxacum – Löwenzahn

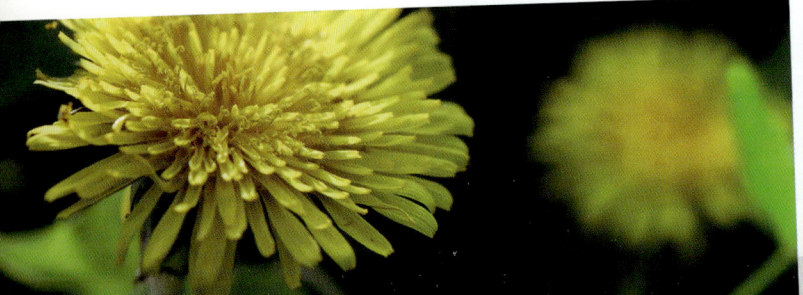

Insektenstiche

Leider bleiben auch die Kleinsten im Sommer nicht von lästigen Mückenstichen verschont. In der Regel treten nur kleine Rötungen ohne Schwellungen auf. Ist das Kind unruhig und hat wirklich viele Stiche, auch mit Schwellungen, helfen die Combudoron®-Präparate meist zuverlässig und gut.

Combudoron®, Flüssigkeit (Weleda)
Abtupfen der betroffenen Stellen mit einer Verdünnung von 1 : 20 (1 Teil Tinktur auf 19 Teile abgekochtes Wasser) und trocknen lassen.

Combudoron®, Gel oder Salbe (Weleda)
Dünn auf die betroffenen Stellen auftragen.

Koliken (siehe Blähungen S. 120 oder Unruhe S. 128)

Milchschorf

Innerlich:

Gentiana lutea Rh 5%, Mischung (Weleda)
3-mal täglich 3 bis 5 Tropfen

Bryophyllum 50%, Pulver zum Einnehmen (Weleda)
3-mal täglich 1 kleine Messerspitze

Äußerlich:

Equisetum arvense, ethanol. Decoctum 10%, Tinktur zum äußerlichen Gebrauch (Weleda)

Im warmen Badewasser kann man das Köpfchen gut behandeln: 3 Esslöffel der Tinktur in die Wassermenge eines Babybades geben und während der ca. 10-minütigen Badezeit die schorfigen Stellen immer wieder behutsam mit dem Badewasser befeuchten. Wenn das Kind es zulässt, wirken auch Umschläge mit einer Verdünnung von 1:10 (1 Teil Tinktur auf 9 Teile abgekochtes Wasser) sehr gut. Etwa eine Viertelstunde auf dem Köpfchen lassen.

Anschließend 1 bis 2 Wildrosen-Intensiv-Gesichtsöl Kapseln (Weleda) auf die befallenen Stellen auftragen und nach weiteren 10 Minuten den Schorf mit einer weichen Bürste vorsichtig abbürsten. Zum Abschluss den Kopf mit Seidenpuder (Dr. Hauschka) bestäuben. An dieser Stelle ist Geduld sehr angebracht, manchmal muss man die Behandlung alle zwei Tage über einige Wochen wiederholen.

Nabelpflege

Anregung der Wundheilung sowie der Haut- und Schleimhautregeneration

Wecesin® Pulver (Weleda)

1- bis 3-mal täglich dünn auf den Nabelrest und die umliegende Haut aufstreuen.

Sowie:

Calendula-Essenz, Tinktur zum äußerlichen Gebrauch (Weleda)

1-mal täglich einer Verdünnung von 1 : 4 (1 Teil Tinktur auf 3 Teile abgekochtes Wasser) Puderreste am Nabelrest entfernen.

Entzündeter, stark nässender Nabel

Calendula-Essenz, Tinktur zum äußerlichen Gebrauch (Weleda)

Bei jedem Windelwechsel mit einer Verdünnung von 1 : 4 (1 Teil Tinktur auf 3 Teile abgekochtes Wasser) den Nabelrest säubern – zusätzlich 3-mal täglich Wecesin Pulver anwenden.

Und noch ein kleiner Tipp von mir als Mama von drei quirligen Kindern: Das Wecesin Pulver hilft wunderbar zur schnellen und entzündungsfreien Abheilung aller Schürfwunden. Einfach mehrmals täglich dünn aufstreuen und schon nach ein bis zwei Tagen ist die Haut fast vollständig abgeheilt. Übrigens auch sehr gut zur Unterstützung von abheilenden Brandwunden geeignet. Daher nach der Nabelpflege nicht in den Schrank stellen und auf das nächste Baby warten, sondern spätestens bei den ersten Gehversuchen wieder hervorholen.

Nagelbettentzündung

Heilsalbe (Weleda)
Dünn auf das entzündete Nagelbett auftragen.

Calendula-Essenz, Tinktur zum äußerlichen Gebrauch (Weleda)
Verdünnung 1 : 10 (1 Teil Tinktur auf 9 Teile abgekochtes Wasser)
2-mal täglich auf die Haut auftupfen; antrocknen lassen
und Heilsalbe auftragen.

Neugeborenenikterus (siehe Hyperbilirubinämie S. 122)

Obstipation

Harmonisierung des Stoffwechselsystems
Carpellum Mali comp., Mischung aus Verreibungen (Weleda)
1- bis 3-mal täglich 1 Messerspitze

Anregung der peptischen Ab- und Aufbauprozesse
Cichorium Rh D6, Wässrige Verdünnung (Weleda)
1- bis 3-mal täglich 5 Tropfen

Anregung des Wärmeorganismus
Cuprum metallicum praeparatum 0,1%, Salbe (Weleda)
1- bis 2-mal täglich etwas angewärmte Salbe im Uhrzeigersinn auf
dem Bauch einreiben und zum linken Oberschenkel hin ausstreichen.

Schnupfen

Nasenbalsam für Kinder, Salbe (Wala)
Mehrmals täglich unter die Nase und auf den unteren Nasenflügeln einreiben.

Rhinodoron®, Nasenspray (Weleda)
2- bis 6-mal täglich 1 Sprühstoß in jedes Nasenloch

Ferrum phosphoricum comp., Streukügelchen (Weleda)
3- bis 4-mal täglich 3 Streukügelchen
vor einer Mahlzeit in die Backentasche

Trinkschwäche

Appetitanregend
Gentiana lutea Rh 5%, Mischung (Weleda)
15 Minuten vor jeder Mahlzeit 2 Tropfen

Unruhe

Kinder, die noch eine Zeit lang „verloren" wirken
Calendula-Bad mit Heilpflanzenauszügen (Weleda)
1- bis 3-mal wöchentlich ein Bad mit 2 Esslöffeln Badeessenz, ohne Waschen

Chamomilla Cupro culta, Radix Rh D3, Wässrige Verdünnung (Weleda)
3- bis 5-mal täglich 3 Tropfen, in akuten Stadien 5 Tropfen

Allgemeine immer wiederkehrende Unruhe
Avena sativa comp., Streukügelchen (Weleda)
1- bis 2-mal täglich 5 Streukügelchen
(eignet sich auch gut zur Begleittherapie bei der Mutter, siehe S. 100).

Oleum aethereum Melissae indicum 10%, Ölige Einreibung (Weleda)
Im Bedarfsfall Ganzkörpermassage

Verstopfung (siehe Obstipation S. 126)

Calendula – Ringelblume

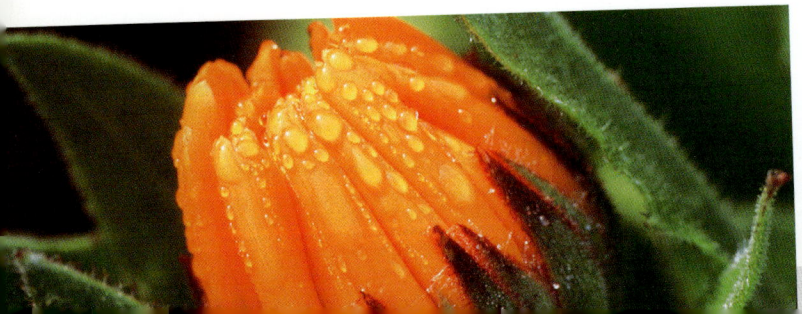

Wundsein / Windeldermatitis

Vorbeugend:

Calendula-Pflegeöl unparfümiert (Weleda)
oder Calendula-Pflegeöl mit zartem Duft (Weleda)

Meist haften Wundschutzcremes besonders gut am Windelbereich. Nach einer vorbereitenden Reinigung mit Wasser lassen sich Cremereste gut mit dem Calendula-Öl entfernen. Zudem schützen die enthaltenen Calendula-Auszüge die Haut des Kindes und unterstützen sie dabei, ihre Widerstandsfähigkeit im Windelbereich zu erhalten.

Calendula-Pflegecreme (Weleda)
Als Hautschutz dünn auftragen.

Leichte Rötungen

Zur Reinigung
Calendula-Pflegeöl unparfümiert (Weleda)
oder
Calendula-Pflegeöl mit zartem Duft (Weleda)

Calendula-Babycreme (Weleda)
Dünn auf die Haut auftragen.   >>

Starke Rötungen

Reinigung mit

Calendula-Essenz, Tinktur zum äußerlichen Gebrauch (Weleda)

Verdünnung 1 : 10 (1 Teil Tinktur auf 9 Teile abgekochtes Wasser)

sowie mit

Calendula-Pflegeöl (Weleda)

Calendula Wundsalbe (Weleda)

Dünn auf die Haut auftragen.

Starke Rötungen mit / oder Hautläsionen

Sitzbäder (1- bis 3-mal täglich) und Reinigung mit

Quercus, ethanol. Decoctum 20 %, Tinktur zum äußerlichen Gebrauch (Weleda)

Am besten erreichen die Wirkstoffe den angegriffenen Windelbereich bei einem Sitzbad. Dazu 2 Esslöffel Tinktur mit einem ¼ Liter abgekochten Wasser mischen, dem warmen Badewasser zufügen und das kleine Kind eine Weile hineinsetzen.

Zur Reinigung ein weiches Tuch in der verdünnten Tinktur tränken und den Windelbereich vorsichtig säubern.

Heilsalbe (Weleda)

Dünn auf die Haut auftragen.

Neugeborene

Starke Rötung und/oder nässende Hautläsionen
Sitzbäder – wie oben – (1- bis 3-mal täglich) und Reinigung mit
Quercus, ethanol. Decoctum 20%, Tinktur zum äußerlichen
Gebrauch (Weleda)

Wecesin® Salbe (Weleda)
Dünn auf die Haut auftragen.

Hartnäckige Hautläsionen mit und ohne Entzündungserscheinungen
Nach Reinigung mit Wasser
Bryophyllum 5%, Injektionslösung, 10 ml (Weleda)
auf die Hautläsionen träufeln, mit einem weichen, sauberen
Tuch verteilen und antrocknen lassen.
Wann immer es möglich ist, Luft an die Haut lassen!
Anschließend:
Wecesin® Salbe (Weleda)
dünn auf die Haut auftragen.
Es ist möglich, zusätzlich Bryophyllum 50%, Pulver zum
Einnehmen (Weleda) unter die Salbe zu mischen.
Hierzu etwa 1 Teelöffel mit einer walnussgroßen Menge
Salbe vermischen und dünn auf die Haut auftragen.

Zahnungsbeschwerden

Fieber- und Zahnungszäpfchen für Kinder (Weleda)
2- bis 4-mal täglich 1 Zäpfchen in den Mastdarm einführen.

Diese Zäpfchen helfen Säuglingen und Kleinkindern seit vielen Jahren zuverlässig und sicher. Leider wurden diese positiven Erfahrungen nicht ausreichend dokumentiert; so haben die Zäpfchen seit einiger Zeit eine Gegenanzeige bei Kindern unter einem Jahr im Beipackzettel. Das bedeutet keineswegs, dass es viele negative Dokumentationen gab. Arzt und Hebamme können dieses bewährte Arzneimittel aufgrund ihrer therapeutischen Freiheit empfehlen.

Chamomilla Cupro culta, Radix Rh D3, Wässrige Verdünnung (Weleda)
3- bis 5-mal täglich 5 bis 10 Tropfen

Echinacea – Sonnenhut

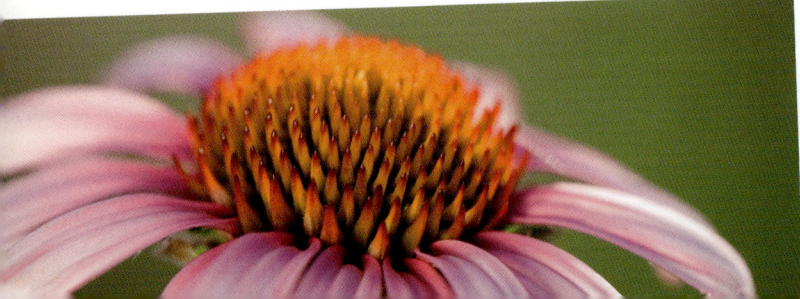

Neugeborene

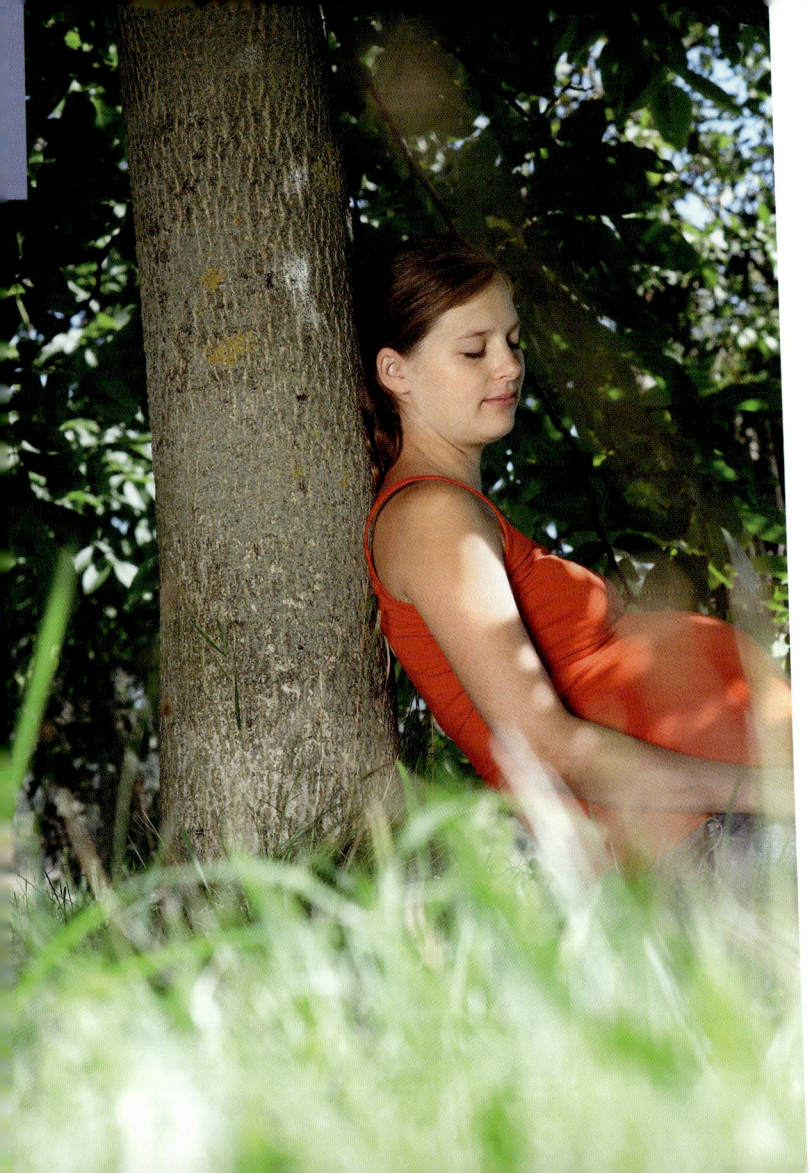

Anthroposophische
Medizin

Um die Möglichkeiten und Besonderheiten der Anthroposophischen Medizin zu erfahren und zu verstehen, können Sie viel Zeit mit der Lektüre zahlreicher Schriften zum Thema verbringen. In diesem Handbuch beschränke ich mich auf die wichtigsten Grundlagen, die Ihnen die Besonderheiten näherbringen sollen.

Die Anthroposophische Medizin ist in Deutschland als eine besondere Therapierichtung anerkannt. Sie ergänzt die Schulmedizin und ist damit eine Komplementärmedizin. Zum Beispiel hat ein anthroposophischer Arzt immer ein klassisches Medizinstudium an einer Universität absolviert, oft ergänzt durch eine Facharztausbildung. Der anthroposophisch arbeitende Therapeut, die behandelnde Fachkraft, verfügt auch über eine allopathisch orientierte Ausbildung. Klassisch schulmedizinische Untersuchungen und alle Methoden der modernen Diagnostik stehen zur Verfügung, um Patienten zu helfen. Das Besondere: Anthroposophische Medizin ist mehr. Das Verhältnis zwischen dem Behandelnden und dem Patienten ist geprägt von gegenseitigem Vertrauen. Um Krankheitssymptome zu heilen oder zu lindern, werden die körpereigenen

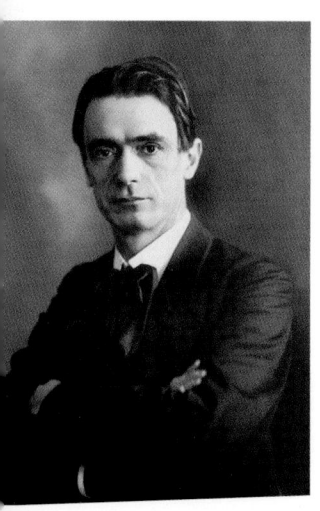

Dr. phil. Rudolf Steiner (1861–1925)

Anthroposophische Medizin

Selbstheilungskräfte unterstützt und dadurch die Abwehrkräfte gestärkt. Das ist am besten möglich, wenn der Patient sich aktiv beteiligt. Für anthroposophisch geschulte Therapeuten steht die Gesamtpersönlichkeit des Menschen, weit über die Symptome hinaus, im Mittelpunkt. Sie wissen, dass körperliches und seelisches Leben mit der Individualität eine Einheit bilden und sich wechselseitig beeinflussen. Bei der Anamnese spielen zum Beispiel auch die biografische Situation, die Kindheit, sogar die Geburt eine wichtige Rolle.

Die Anthroposophische Medizin wurde Anfang des 20. Jahrhunderts von Dr. Rudolf Steiner (1861–1925) zusammen mit Dr. Ita Wegman (1876–1943) begründet. Bedeutsam sind dafür auch die von Dr. Steiner entwickelten Grundlagen des anthroposophischen Menschenbildes: die vier Wesensglieder und die Dreigliederung des Menschen.

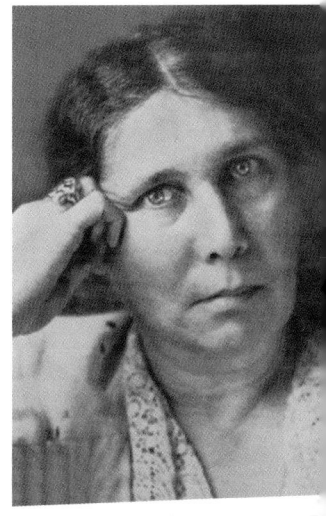

Dr. med. Ita Wegman (1876–1943)

Die vier Wesensglieder des Menschen

Bei den vier Wesensgliedern geht es um die vier Existenzebenen des Menschen, auch Leib genannt: eine körperliche, eine seelische, eine geistige sowie die Ebene der Lebenskräfte, die zwischen Körper und Seele vermittelt. Sie treten in verschiedenen Energien auf: fest, flüssig, luftig und wärmend. So lange sie im Einklang miteinander stehen, ist der Mensch gesund.

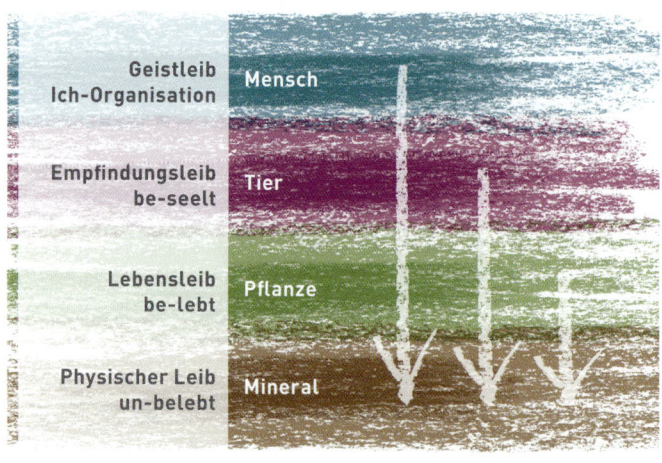

Der physische Leib (körperliche Ebene) ist der durch unsere Sinne unmittelbar wahrnehmbare, erkennbare Körper. Mineralien, Pflanzen, Tiere und Menschen besitzen ihn.

Die Lebensorganisation (Ebene der Lebenskräfte) durchfließt den Menschen und sorgt für Erhaltung, Erneuerung, Wachstum und auch Heilung. Mineralien besitzen diesen Lebensleib nicht.

Die Empfindungsorganisation (seelische Ebene) umgibt den Mensch als luftige Hülle. Sie ermöglicht Bewusstsein, beispielsweise Freude und Leid, sowie Eigenbewegungen des Körpers wie Mimik oder das Gangbild als Ausdruck der Seele. Sie ist vorhanden bei Menschen und Tieren.

Die Ich-Organisation (geistige Ebene) existiert nur beim Menschen und ist sein geistiger Wesenskern. Sie macht seine Individualität aus, sein Selbstbewusstsein. Im Körperlichen zeigt sie sich besonders durch innere und äußere Wärme und kann therapeutisch auch durch eine Anregung der Wärmeregulation beeinflusst werden.

Die Dreigliederung des Menschen

Die Dreigliederung des Menschen bezieht sich auf seine drei Funktionssysteme mit ihren anatomischen Grundlagen: die Körperhöhlen von Kopf, Bauchraum und Brustkorb. In ihnen wirken die vier Wesensglieder zusammen.

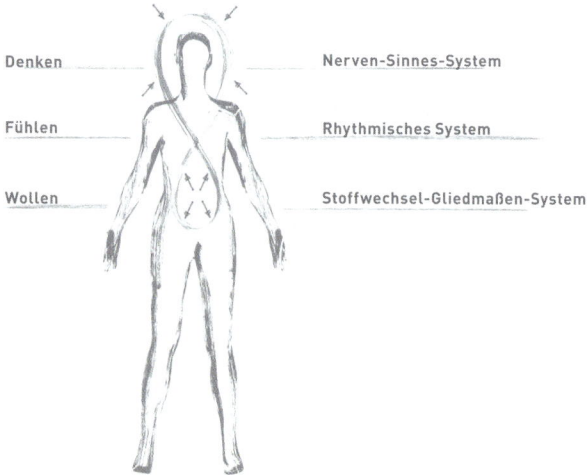

Denken	Nerven-Sinnes-System
Fühlen	Rhythmisches System
Wollen	Stoffwechsel-Gliedmaßen-System

Das **Nerven-Sinnes-System** befindet sich im Kopf. Es ist gekennzeichnet durch das zentrale Nervensystem mit Gehirn, das sich fortsetzende Rückenmark und die Hauptsinnesorgane Augen, Nase, Ohren und Zunge. Auffallend: Die Nervenzellen sind hochgradig spezialisiert, regenerieren sich jedoch nach hohem Zuwachs in den ersten Lebensjahren kaum mehr. Man spricht von vorherrschend abbauenden Kräften. Die Sinnesorgane haben wenig Eigenleben und werden gerade so stark durchblutet, wie es zur Aufrechterhaltung ihrer Funktionen notwendig ist. So unterstützt das System für eine optimale Weitervermittlung von Sinneseindrücken die Fähigkeit des Denkens und ein waches Tagesbewusstsein.

Im **Stoffwechsel-Gliedmaßen-System**, im Bauchraum, dominieren aufbauende Kräfte. Leicht erkennbar ist dies an regem Stoffwechsel, schneller Regenerationsfähigkeit, ständiger Gewebsneubildung und natürlich der Fruchtbarkeit. Die stark angeregte Durchblutung unterstützt Stoffwechsel und Bewegung. Der Stoffwechsel findet übrigens unbewusst statt, ausgelöst durch äußere und innere Absonderungen. Der Wille des Menschen lebt hier, im Gegensatz zum Denken im Nerven-Sinnes-System, primär unbewusst.

Das **Rhythmische System** im Brustkorb gilt als ausgleichendes System der Mitte des Menschen.
Die rhythmischen Vorgänge um Herz und Lunge vermitteln zwischen dem von Bewusstsein gekennzeichneten oberen und dem unbewussten unteren System. Das Herz als zentrales Organ besitzt durch seine physiologischen Vorgänge ausgleichende und vermittelnde Funktion im gesamten Körper. Es verdeutlicht mit jedem Herzschlag (Systole/Diastole) die Polarität von Auf- und Abbau.
Diese Vorgänge werden begleitet vom Fühlen des Menschen: Bei Freude oder Angst, Sympathie oder Antipathie verändern sich sofort Puls und Atmung.

Verständnis von Krankheit

Krankheit oder gleichfalls ein pathologischer Schwangerschafts- wie Geburtsverlauf wird im Sinne der Anthroposophischen Medizin nicht als Organdefekt angesehen. Sie werden als gesunde Vorgänge an falscher Stelle und/oder zum falschen Zeitpunkt betrachtet. Hier ein Beispiel zum Verständnis: Stehen die Wesensglieder nicht mehr im Einklang miteinander, können zum Beispiel in der Frühschwangerschaft gedankliche Kräfte die Oberhand gewinnen. Der Bauchraum reagiert mit Übelkeit und Erbrechen. Wie könnte anthroposophisch therapiert werden? Hier sollte der Behandlungsschwerpunkt darin liegen, das Denken wieder im Nerven-Sinnes-System zu zentrieren.

Heilmittel

Die Rezeptur eines anthroposophischen Heilmittels ist eine sorgfältig entwickelte Kombination von Substanzen aus Pflanzen-, Tier- und Mineralreich, die bei speziellen Symptomen den menschlichen Organismus wieder in Einklang bringen kann. Dabei spielt der gemeinsame Ursprung von Mensch und Naturreichen, die Entsprechung der Substanzen und ihrer Bestandteile zum menschlichen Leben, eine große Rolle, ebenso wie die Kunst der anthroposophischen Pharmazie, in genau abgestimmten Herstellungsverfahren und Zubereitungen die gewünschten Kräfte von Substanzen zu erschließen. Durch Wärmeprozesse, rhythmische Anwendungen oder Prozesse mit vegetabilisierten Metallen können ganz unterschiedliche Wirkungen ein und derselben Ursprungssubstanz erreicht werden.

Bei der Auswahl des Heilmittels steht beispielsweise bei einer Pflanze nicht nur ihre pharmakologische Wirkungsweise im Vordergrund. Wo und unter welchen Bedingungen wächst sie? Wie entwickelt sie sich? Was benötigt sie zum Leben? Welche Naturkräfte bringt sie mit? Wie steht sie zu ihrer Umgebung? Und welchen ihrer Teile braucht man für das Heilmittel? Die Antworten werden in Bezug zur Drei- und Viergliederung des Menschen sowie zum aufgetretenen Krankheitsbild gesetzt.

Die Verabreichung eines anthroposophischen Heilmittels ist im Allgemeinen keine Substitution, die ein Symptom direkt beseitigt. Es handelt sich stets um eine Anregung der Selbstheilungskräfte des Organismus. Der Körper muss Kraft aufbringen, um die zugeführte Substanz zu verarbeiten. Nur so wird die Selbstheilung angeregt.

Wenn Sie Lust auf mehr Wissen haben, freue ich mich.
Gerne können Sie auf den Homepages des „Dachverbandes Anthroposophische Medizin" in Deutschland (www.damid.de),
der „Gesellschaft Anthroposophischer Ärzte in Deutschland" (www.anthroposophischeaerzte.de),
der „Wala Heilmittel GmbH" (www.wala.de) und
der „Weleda AG" (www.weleda.de) Ihre Kenntnisse erweitern.

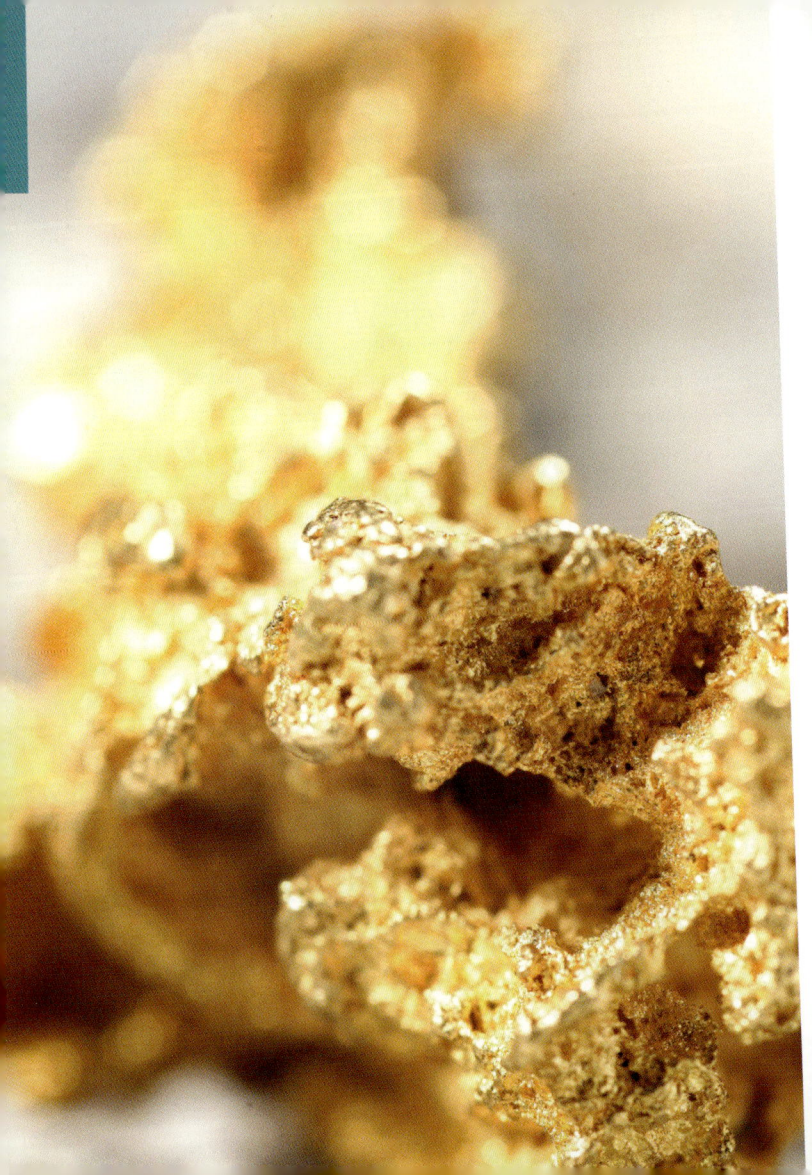

Besonderheiten für die Schweiz

Benennung der Präparate in Deutschland

Aconitum napellus Rh D6, Flüssige Verdünnung zur Injektion (Weleda)

Argentum D30/Echinacea D6 aa, Flüssige Verdünnung zur Injektion (Weleda)

Argentum metallicum praeparatum D20,
Flüssige Verdünnung zur Injektion (Weleda)

Arnica/Symphytum comp., Salbe (Weleda)

Arnica Planta tota Rh D4, Wässrige Verdünnung (Weleda)

Arnica Planta tota Rh D6, Wässrige Verdünnung (Weleda)

Arnika-Gelee, Gel (Weleda)

Aurum/Cardiodoron® comp., Dilution (Weleda)

Aurum/Hyoscyamus comp., Mischung (Weleda)

Aurum D10/Ferrum sidereum D10 aa, Flüssige Verdünnung zur Injektion (Weleda)

Avena Sativa comp., Streukügelchen (Weleda)

Belladonna Rh D4, Flüssige Verdünnung zur Injektion (Weleda)

Belladonna Rh D4, Wässrige Verdünnung (Weleda)

… Besonderheiten für die Schweiz

Benennung in der Schweiz	Besonderheiten in der Schweiz
Aconitum napellus Rh D6 Amp (Weleda)	Rezeptpflichtig
Argentum D30/Echinacea D6 aa Amp (Weleda)	Rezeptpflichtig
Argentum metallicum praeparatum D6 Amp (Weleda)	Rezeptpflichtig
Arnica/Symphytum comp. Ungt (Weleda)	Rezeptpflichtig
	Nicht im Handel; Alternative: Arnica, Planta tota Rh D3 Dilaq (Weleda)
Arnica, Planta tota Rh D6 Dilaq (Weleda)	
Arnica, planta toto 30% Gel (Weleda)	
Aurum/Onopordon comp. Dil (Weleda)	
Aurum/Hyoscyamus comp. Dil (Weleda)	
Aurum D10/Ferrum sidereum D10 aa Amp (Weleda)	Rezeptpflichtig
	Nicht im Handel; Alternative: Avena sativa comp. Dil (Weleda)
Belladonna Rh D4 Amp (Weleda)	Rezeptpflichtig
Belladonna Rh D6 Dilaq (Weleda)	

Benennung der Präparate in Deutschland

Berberis, Fructus Rh D2, Flüssige Verdünnung zur Injektion (Weleda)

Bolus Eucalypti comp., Pulver (Weleda)

Bryophyllum 5% (1 ml), Injektionslösung (Weleda)

Bryophyllum 5% (10 ml), Injektionslösung (Weleda)

Bryophyllum 50%, Pulver zum Einnehmen (Weleda)

Bryophyllum D5/Conchae D7 aa, Flüssige Verdünnung zur Injektion, 1 ml (Weleda)

Bryophyllum D5/Conchae D7 aa, Flüssige Verdünnung zur Injektion, 10 ml (Weleda)

Calendula D4, Augentropfen (Weleda)

Calendula-Babycreme (Weleda)

Calendula-Essenz, Tinktur zum äußerlichen Gebrauch (Weleda)

Calendula-Pflegeöl mit zartem Duft (Weleda)

Calendula-Pflegecreme (Weleda)

Besonderheiten für die Schweiz

Benennung in der Schweiz	Besonderheiten in der Schweiz
	Nicht im Handel; Alternative: Berberis, Fructus Rh D3 Amp (Weleda); Rezeptpflichtig
Weleda Bolus-Gurgelpulver	
Bryophyllum 5% Amp (Weleda)	Rezeptpflichtig
Bryophyllum 5% Amp à 10 ml (Weleda)	Rezeptpflichtig
	Nicht im Handel; Alternative: Bryophyllum 50% Kau-Tbl. (Weleda) Dosierung: Anstelle 1 Messerspitze Pulver ½ Tablette
Bryophyllum D5 / Conchae D7 aa Amp (Weleda)	Rezeptpflichtig; Zusätzlich erhältlich: Bryophyllum 50% / Conchae 50% aa, Pulv (Weleda)
Bryophyllum D5 / Conchae D7 aa Amp à 10 ml (Weleda)	Rezeptpflichtig; Zusätzlich erhältlich: Bryophyllum 50% / Conchae 50% aa, Pulv (Weleda)
Calendula D4 G-Oph (Weleda)	
Calendula Hautschutzcrème (Weleda)	
	Zusätzlich erhältlich: Weleda Calendula-Spray
Calendula Pflegeöl (Weleda)	
	Nicht im Handel

Benennung der Präparate in Deutschland

Calendula Wundsalbe, Salbe (Weleda)

Cantharis D6, Flüssige Verdünnung (Weleda)

Cardiodoron®, Dilution V (Weleda)

Cardiodoron® 5%, Injektionslösung V (Weleda)

Carum carvi, Zäpfchen (Weleda)

Chamomilla Cupro culta, Radix Rh D3, Wässrige Verdünnung (Weleda)

Chamomilla Cupro culta, Radix Rh D2,
Flüssige Verdünnung zur Injektion (Weleda)

Chelidonium Rh D3, Wässrige Verdünnung (Weleda)

Cichorium Rh D6, Wässrige Verdünnung (Weleda)

Cichorium Stanno cultum Rh D3, Wässrige Verdünnung (Weleda)

Combudoron®, Flüssigkeit (Weleda)

Besonderheiten für die Schweiz

Benennung in der Schweiz	Besonderheiten in der Schweiz
Weleda Calendula-Salbe	
Cantharis D6 Dil (Weleda)	
Onopordon comp. 5% Dil (Weleda)	
Onopordon comp. N 5% Amp (Weleda)	Rezeptpflichtig
	Nicht im Handel; Alternative für Erwachsene: Carvon® Tabletten (Weleda) Alternative für Säuglinge: Carum carvi Kinderzäpfchen (Wala)
Chamomilla Cupro culta, Radix Rh D3 Dilaq (Weleda)	
Chamomilla Cupro culta, Radix Rh D2 Amp (Weleda)	Rezeptpflichtig; Zusätzlich erhältlich: Chamomilla Cupro culta, Radix, ethanol. Decoctum 0,1% Glob (Weleda)
	Nicht im Handel; Alternative: Chelidonium D3 Dil (Weleda)
Cichorium Rh D6 Dilaq (Weleda)	
Cichorium Stanno cultum 1% Dil (Weleda)	
Combudoron® Spray (Weleda)	

Benennung der Präparate in Deutschland

Conchae D 12 Verreibung (Weleda)

Cuprum metallicum praeparatum 0,1%, Salbe (Weleda)

Erysidoron® 1, Mischung V (Weleda)

Erysidoron® 2, Tabletten (Weleda)

Euphrasia D3, Augentropfen (Weleda)

Ferrum phosphoricum comp., Streukügelchen (Weleda)

Ferrum-Quarz-Kapseln (Weleda)

Fieber- und Zahnungszäpfchen für Kinder (Weleda)

Flechtenhonig, Sirup (Weleda)

Gentiana lutea Rh 5%, Mischung (Weleda)

Hamamelis comp., Salbe (Weleda)

Hauttonikum, Lotion (Weleda)

Kalium carbonicum D6, Flüssige Verdünnung zur Injektion (Weleda)

Magnesit 5%, Mischung (Weleda)

Magnesium phosphoricum acidum D6, Flüssige Verdünnung zur Injektion (Weleda)

Magnesium phosphoricum D6, Verreibung (Weleda)

Besonderheiten für die Schweiz

Benennung in der Schweiz	Besonderheiten in der Schweiz
Conchae D10 Trit (Weleda)	
Cuprum metallicum praeparatum 0,1% Ungt (Weleda)	
Apis D3/Belladonna D3 Dil (Weleda)	Rezeptpflichtig; Alternative: Apis D3/Belladonna D3 Glob (Weleda)
Carbo Betulae/Sulfur Tbl (Weleda)	
Weleda Euphrasia-Augentropfen	
Infludoron® Globuli (Weleda)	
Biodoron® 150 mg Kapseln (Weleda)	Rezeptpflichtig
Chamomilla comp. Supp (Weleda)	
Lichenes comp. Sirup (Weleda)	
Gentiana lutea Rh 5% Dilaq (Weleda)	
Hamamelis destillata 10%/Stibium 0,4% Ungt (Weleda)	Zusätzlich erhältlich: Hamamelis/Quercus comp. Ungt (Weleda)
	Nicht im Handel
Kalium carbonicum D6 Amp (Weleda)	Rezeptpflichtig
Magnesit 5% Pulver (Weleda)	
Magnesium phosphoricum acidum D6 Amp (Weleda)	Rezeptpflichtig
Magnesium phosphoricum D6 Trit (Weleda)	

Benennung der Präparate in Deutschland

Marmor D6/Stibium D6 aa, Flüssige Verdünnung zur Injektion, 1 ml (Weleda)

Marmor D6/Stibium D6 aa, Flüssige Verdünnung zur Injektion, 10 ml (Weleda)

Melissa Cupro culta Rh D3, Flüssige Verdünnung zur Injektion (Weleda)

Mercurialis perennis 20%, Tinktur zum äußerlichen Gebrauch (Weleda)

Milchbildungsöl, Ölige Einreibung (Weleda)

Nausyn®, Tabletten (Weleda)

Neurodoron®, Tabletten (Weleda)

Oenothera Argento culta D3, Flüssige Verdünnung (Weleda)

Oleum aethereum Melissae indicum 10%, Ölige Einreibung (Weleda)

Olivenit D6, Flüssige Verdünnung zur Injektion (Weleda)

Phytolacca D30, Flüssige Verdünnung (Weleda)

Polygonatum officinale 5%, Salbe (Weleda)

Primula Auro culta Rh D3, Wässrige Verdünnung (Weleda)

Pulsatilla vulgaris D30, Flüssige Verdünnung zur Injektion (Weleda)

Pulsatilla vulgaris D30, Flüssige Verdünnung (Weleda)

Besonderheiten für die Schweiz

Benennung in der Schweiz	Besonderheiten in der Schweiz
Marmor D6/Stibium D6 aa Amp (Weleda)	Rezeptpflichtig
	Nicht im Handel
Melissa Cupro culta Rh D2 Amp (Weleda)	Rezeptpflichtig
Mercurialis perennis 20% Ext (Weleda)	
Carvi aetheroleum comp. Oleum (Weleda)	
Cocculus comp. Tbl (Weleda)	
Kalium phosphoricum comp. Tbl (Weleda)	
	Nicht im Handel
Oleum aethereum Melissae indicum 10% Oleum (Weleda)	
Olivenit D6 Amp (Weleda)	Rezeptpflichtig
	Nicht im Handel
	Rezeptpflichtig
	Nicht im Handel; Alternative: Primula Auro culta 0,1% Dil (Weleda)
	Nicht im Handel
Pulsatilla vulgaris D30 Dil (Weleda)	

Benennung der Präparate in Deutschland

Quarz 0,4%, Gel (Weleda)

Rhus toxicodendron D4, Flüssige Verdünnung zur Injektion (Weleda)

Rosmarinus, Infusum 5%, Flüssige Verdünnung zur Injektion (Weleda)

Salbei-Zahnfleischbalsam (Weleda)

Sanddorn-Elixier (Weleda)

Sanddorn-Ursaft (Weleda)

Symphytum, ethanol. Decoctum D3, Flüssige Verdünnung zur Injektion (Weleda)

Tabacum Cupro cultum Rh D3, Flüssige Verdünnung zur Injektion (Weleda)

Verbascum comp., Mischung (Weleda)

Vespa crabro D6, Flüssige Verdünnung zur Injektion (Weleda)

Vier Beeren-Elixier (Weleda)

Wecesin® Pulver (Weleda)

Wecesin® Salbe (Weleda)

Besonderheiten für die Schweiz

Benennung in der Schweiz	Besonderheiten in der Schweiz
	Nicht im Handel; Alternative: Quarz 5% Gel oder 5% Ungt (Weleda)
	Nicht im Handel; Alternative: Rhus toxicodendron D6 Amp (Weleda); Rezeptpflichtig
	Rezeptpflichtig
Zahnfleisch-Balsam (Weleda)	
Sanddorn Vital Sirup (Weleda)	
Sanddorn Vital Saft (Weleda)	
Symphytum, ethanol. Decoctum D3 Amp (Weleda)	Rezeptpflichtig
Tabacum Cupro cultum Rh D3 Amp (Weleda)	Rezeptpflichtig
Verbascum comp. Dil (Weleda)	
Vespa crabro D6 Amp (Weleda)	Rezeptpflichtig
	Nicht im Handel
Wecesin® Puder (Weleda)	
	Nicht im Handel

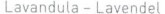
Lavandula – Lavendel

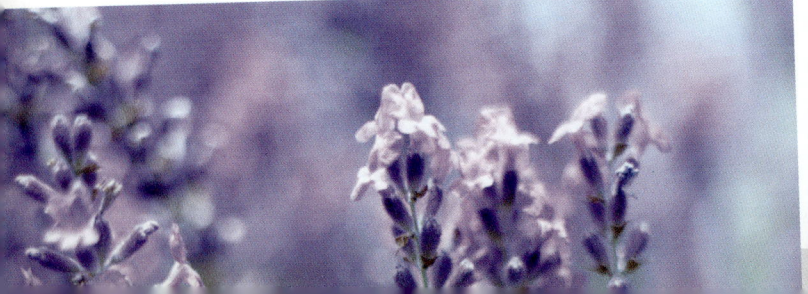

Wie an dem Tag, der dich der Welt verliehen,
Die Sonne stand zum Gruße der Planeten,
Bist alsobald und fort und fort gediehen
Nach dem Gesetz, wonach du angetreten.
So mußt du sein, dir kannst du nicht entfliehen,
So sagten schon Sibyllen, so Propheten;
Und keine Zeit und keine Macht zerstückelt
Geprägte Form, die lebend sich entwickelt.

„Daimon" aus „Urworte. Orphisch"
von Johann Wolfgang von Goethe

Salbenkompresse

1. Salbe auf ein 10 x 20 cm großes Baumwolltuch mit einem Messer dünn auftragen.
2. Tuch zusammenlegen und einige Minuten auf eine Wärmflasche legen, bis es angenehm warm ist, am besten Körpertemperatur erreicht hat.
3. Tuch im entsprechenden Körperbereich mit der Salbenfläche nach unten auf die Haut legen, mit einem weiteren dünnen Tuch zum Schutz der Kleidung abdecken und bis zu einer Stunde lang ruhen lassen.

Ölkompresse

1. Ein Baumwolltuch (ca. 25 x 15 cm) mit Cuprum metallicum praeparatum 0,4%, Ölige Einreibung (Weleda) tränken. Dies geht gut in einem kleinen Lebensmittelbeutel.
2. Den Beutel auf eine Wärmflasche legen, bis er mindestens Körpertemperatur erreicht hat.
3. Das angenehm warme Öltuch nun im Bereich der Niere direkt auf die Haut legen und mit Heilwolle oder Watte gut abdecken.
4. Ein zusätzlich über beide Schichten gebreitetes Baumwolltuch schützt die Kleidung. Das ganze warme Paket mit einem Wolltuch oder Wollschal fixieren.
5. Diese Kompresse darf einige Stunden liegen und wirken, solange sie schön warm ist.
6. Das Öltuch anschließend wieder im Beutel aufbewahren. Bei erneuter Anwendung am folgenden Tag oder Abend ein wenig frisches Öl dazugeben und wieder, siehe oben, erwärmen und auflegen.

Brustwickel mit Lavendelöl 10%, Ölige Einreibung (Weleda)

1. Ein Baumwolltuch (ca. 25 x 15 cm) mit Lavendelöl 10% tränken. Dies geht gut in einem kleinen Lebensmittelbeutel.
2. Den Beutel auf eine Wärmflasche legen, bis er mindestens Körpertemperatur erreicht hat.
3. Das angenehm warme Öltuch nun im Bereich der Lunge direkt auf die Haut legen und mit Heilwolle oder Watte gut abdecken.
4. Ein zusätzlich über beide Schichten gebreitetes Baumwolltuch schützt die Kleidung. Das ganze warme Paket mit einem Wolltuch oder Wollschal fixieren.
5. Dieser Wickel darf auch eine ganze Nacht liegen und wirken.
6. Das Öltuch anschließend wieder im Beutel aufbewahren. Bei erneuter Anwendung am folgenden Tag oder Abend ein wenig frisches Öl dazugeben und wieder, siehe oben, erwärmen und auflegen.

Gelkompresse

1. Praktisch: Gleich einen Vorrat von 8 bis 10 Kompressen vorbereiten.
2. Einen Streifen Gel quer über eine 10x10-cm-Kompresse verteilen.
3. Kompresse zusammengefaltet in ein sauberes tiefkühlgeeignetes Gefäß (z.B. Kunststoffbox) legen und im Tiefkühlfach aufbewahren.
4. Bei Bedarf Kompresse herausnehmen, auseinanderfalten und mit der Gelseite nach unten direkt auf die betreffende Stelle auflegen.

Anämie	018, 092
Angst/Panik	064
Anspannung	065
Atonische Nachblutungen	066
Augen (Neugeborenes)	120
Ausfluss	027
Bauchdeckenschmerzen	020
Beginnende, erschöpfende Wehentätigkeit ohne Zervixwirksamkeit	067
Blähungen	021
Blähungen/Koliken (Neugeborenes)	120
Blutungen	022, 086
Dammmassage	023
Dammnaht/Sectionaht	093, 103
Emesis gravidarum	024
Entzündungen	102
Erbrechen/Übelkeit	024, 080
Erschöpfung	026, 094
Fehlende Zentrierung der Wehen/Zervixdystokie	087
Fluor vaginalis	027
Frühgeburtsbestrebungen	028
Frustrane Wehentätigkeit	067
Geburtseinleitung	084, 085
Grippale Infekte	034
Hämorrhoiden	038, 070, 096
Harnverhalt	097

Register

Harnwegsinfekte	039
Hautjucken / Prurigo gestationis	040
Husten (Neugeborenes)	122
Hyperbilirubinämie	122
Hypertonie	043, 074
Hypogalaktie	108
Hypotonie	044, 072
Initiale Brustdrüsenschwellung	109
Insektenstiche	123
Ischiasbeschwerden	049, 076
Kalte Füße	070
Koliken	120, 128
Kopflastigkeit	052, 062
Kreislaufregulation Kind	071
Kreislaufregulation Mutter	072
Laktationsförderung	111
Lochialstau	098
Mastitis	112
Meteorismus	021
Milcheinschuss / Milchstau	109
Milchschorf	124
Müdigkeit	018, 026, 044, 092
Nabelpflege	125
Nachwehen	099
Nagelbettentzündung	126

Nahtversorgung	075
Nervosität	046, 100
Neugeborenenikterus	122
Obstipation	047, 101
Obstipation (Neugeborenes)	126
Ödeme	048
Plazentaretention	075
Präeklampsie	043, 048, 074
Primäre Wehenschwäche	085
Prurigo gestationis	040
Puerperalfieber	102
Rhagaden	116
Rigides Damm-/Scheidengewebe	076
Rückenschmerzen	049, 076
Schlafstörungen	046, 100
Schmerzhafte Wehentätigkeit	078
Schnupfen	037, 127
Schwangerschaftsstreifen	051
Sectionaht	103
Sekundäre Wehenschwäche	085
Sodbrennen	051
Straffe Zervix	087
Straffer Muttermund	087
Symphysenbeschwerden	051
Tachysystolie	079, 081
Tief sitzende Plazenta	086

Register

Trinkschwäche	127
Trockene Vaginalschleimhaut	105
Übelkeit	024, 080
Überwachheit	052, 062
Unkoordinierte Wehentätigkeit	081
Unruhe	046, 082, 100
Unruhe (Neugeborenes)	128
Vaginale Infektion	054
Vakuum-Marke beim Kind	083
Varizen	055
Verstopfung	047, 101
Verstopfung (Neugeborenes)	126
Vorzeitige Wehen	028
Vorzeitiger Blasensprung	084
Vulvavarikose	055
Wadenkrämpfe	057
Wehenschwäche	085
Wehensturm	079, 081
Wundheilung im Wochenbett	105
Wundsein/Windeldermatitis	129
Zahnfleisch und Mundhöhle	058
Zeichnungsblutung	086
Zervixdystokie	087
Zervixinsuffizienz	028
Zahnungsbeschwerden	132

Notizen

Notizen

Notizen

Bibliografische Information der Deutschen Nationalbibliothek

Die Deutsche Nationalbibliothek verzeichnet diese Publikation in der Deutschen Nationalbibliografie; detaillierte bibliografische Angaben sind im Internet unter http://dnb.d-nb.de abrufbar.

© 2009 Mabuse-Verlag GmbH
Kasseler Str. 1a
60486 Frankfurt am Main
Tel.: 069 – 70 79 96-13
Fax: 069 – 70 41 52
verlag@mabuse-verlag.de
www.mabuse-verlag.de

Gestaltung & Illustrationen: AGAPI Hamburg
Lektorat: Ingrid Reißner, Aalen;
Hanna Becker ("Words, Words, Words", Stuttgart)
Druck: freiburger graphische betriebe, Freiburg i. Br.

Dank an:
Angela Wehr, Doris Knorr, Dr. med. Martin Gmeindl,
Hess Natur, Weleda AG Arlesheim & Schwäbisch Gmünd

ISBN: 978-3-940529-29-9
Printed in Germany
Alle Rechte vorbehalten

Bildnachweis

Lavendel; Titel, S. 004, S. 158; Valentin Jeck | Autorin; S. 009; Stephan Brendgen | Schwangerschaft; S. 016; Barbara von Woellwarth | Erdbeere; S. 018; Tobias Görner | Enzian; S. 024; Tobias Görner | Zinnober; S. 036; Walter Schneider | Brennnessel; S. 042; Getty Images | Schachtelhalm; S. 048; Weleda Archiv | Majoran; S. 054; Andrea Horn-Straub | Ratanhia; S. 058; Christina Kiehs-Glos | Geburt; S. 060; Barbara von Woellwarth | Blutblatt; S. 062; Juerg Buess | Wegwarte; S. 068; Weleda Archiv | Rosmarin; S. 072; Tobias Görner | Tollkirsche; S.074; Weleda Archiv | Kamille; S. 078; Weleda Archiv | Hafer; S. 082; Achim Nusser | Bilsenkraut; S. 084; Tobias Görner | Wochenbett; S. 090; Barbara von Woellwarth | Birke; S. 098; Valentin Jeck | Passionsblume; S. 100; Getty Images | Stillen; S. 106; Barbara von Woellwarth | Traubensilberkerze; S. 108; Tobias Görner | Bergwohlverleih; S. 110; Valentin Jeck | Zaubernuss; S. 112; Getty Images | Wildrose; S. 116; Christina Kiehs-Glos | Neugeborenes; S. 118; Barbara von Woellwarth | Löwenzahn; S. 122; Weleda Archiv | Ringelblume; S. 128; Christina Kiehs-Glos | Sonnenhut; S. 132; Michael Peuckert | Schwangere; S. 134; Barbara von Woellwarth | R. Steiner; S. 136; Weleda Archiv | I. Wegmann; S. 137; Weleda Archiv | Gold, S. 144; Weleda Archiv | Lavendel; S. 158; Valentin Jeck

Mabuse-Buchversand

Partnerbuchhandlung des
Deutschen Hebammenverbandes e. V.

Bücher zu den Themen:

- Schwangerschaft, Geburt
- Sexualität
- Kinder, Pädagogik
- Alternativmedizin
u.v.m.

Wir besorgen Ihnen jedes lieferbare Buch!

Fordern Sie kostenlos unseren Katalog an oder stöbern Sie Online:

www-mabuse-verlag.de

Gesamtverzeichnis
➙ / Buchversand
➙ / Schwangerschaft + Geburtshilfe

Mabuse-Verlag GmbH
Kasseler Str. 1 a • 60446 Frankfurt am Main
Tel.: 069 - 70 79 96-16 • Fax: 069 - 70 41 52
buchversand@mabuse-verlag.de • verlag@mabuse-verlag.de

Verschenkbücher für Hebammen
im Mabuse-Verlag

Beate Wollmann, Sabine Friese-Berg,
Uta Fischer (Illustration)
Süße Milch für Jules Bruder
Das Stillbüchlein

Wie oft hätte man gerne beim Hausbesuch ein kleines Mitbringsel für das Geschwisterkind. Mit diesem kleinen Büchlein macht die Hebamme dem Geschwisterkind eine Freude und bringt ihm gleichzeitig die Bedeutung des Wochenbetts, des Stillens und ihre Arbeit nahe.

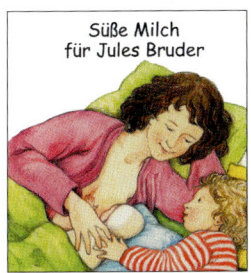

28 S., vierfarbig, 10 × 10 cm,
85 Cent, ISBN: 978-3-935964-27-2
Staffelpreise:
ab 50 Ex.: 60 Cent je Ex.
ab 100 Ex.: 50 Cent je Ex.

Tara R. Franke
Was macht eigentlich eine Hebamme?

Wie hören sich wohl die Herztöne des Babys an? Wie sieht ein „Wochen-Bett" aus? Ein kleines Bilderbuch über die Arbeit der Hebamme und übers Kinderkriegen – das ideale Geschenk für Hebammen, werdende Eltern und Kinder, die ein Geschwisterchen bekommen.

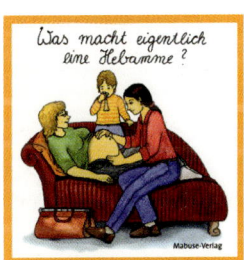

28 S., vierfarbig, 15 × 15 cm
1,50 Euro, ISBN: 978-3-938304-66-2
Staffelpreise:
ab 30 Ex.: 1 Euro je Ex.
ab 100 Ex.: 85 Cent je Ex.

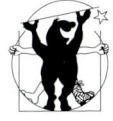

www. mabuse-Verlag.de

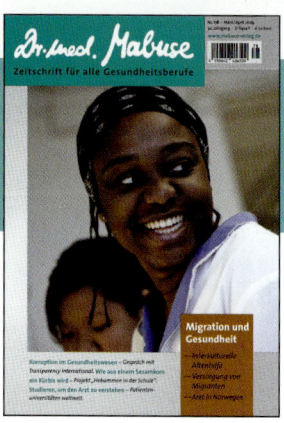

Dr. med. Mabuse
Zeitschrift für alle Gesundheitsberufe

- kritisch
- unabhängig
- für ein soziales Gesundheitswesen

Schwerpunktthemen der letzten Hefte (je 3,50 Euro):

Psychosomatik (153) • Psychiatrie (156) • Ausbildung (157) • Frauen, Männer und Gesundheit (159) • Krebs (160) • Sterben und Tod (163) • Kinder und Gesundheit (166) • Angehörige (167) • Körperbild- und Essstörungen (168) • Anthroposophische Medizin (170) • Demenz (172) • Zukunft der Gesundheitsberufe (173) • Behinderung (176) • Integrierte Versorgung (177) • Migration und Gesundheit (178) • Palliativmedizin (179)

Eine vollständige Übersicht aller erhältlichen Ausgaben finden Sie auf unserer Homepage.

Schnupperabo:

Jetzt Dr. med. Mabuse zum Vorzugspreis von nur 29 Euro pro Jahr (6 Hefte) abonnieren und sich ein Buch oder einen Büchergutschein über 15 Euro als Geschenk aussuchen!

Kostenloses Probeheft anfordern:

Dr. med. Mabuse • Postfach 900647 b 60446 • Frankfurt am Main
Tel.: 069 - 70 79 96-16 • Fax: 069 - 70 41 52
abo@mabuse-verlag.de • www.mabuse-verlag.de